# 二十四节气
# 健康吃法

朱荣 编著

中国纺织出版社有限公司

**图书在版编目（CIP）数据**

二十四节气健康吃法 / 朱荣编著 . -- 北京：中国
纺织出版社有限公司，2025. 6. -- ISBN 978-7-5229
-2662-9

Ⅰ . R247.1

中国国家版本馆 CIP 数据核字第 20252LL300 号

责任编辑：舒文慧　　责任校对：王蕙莹　　责任印制：王艳丽

中国纺织出版社有限公司出版发行

地址：北京市朝阳区百子湾东里A407号楼　邮政编码：100124

销售电话：010—67004422　传真：010—87155801

http://www.c-textilep.com

中国纺织出版社天猫旗舰店

官方微博 http://weibo.com/2119887771

德富泰（唐山）印务有限公司印刷　各地新华书店经销

2025年6月第1版第1次印刷

开本：710×1000　1/16　印张：10

字数：200千字　定价：49.80元

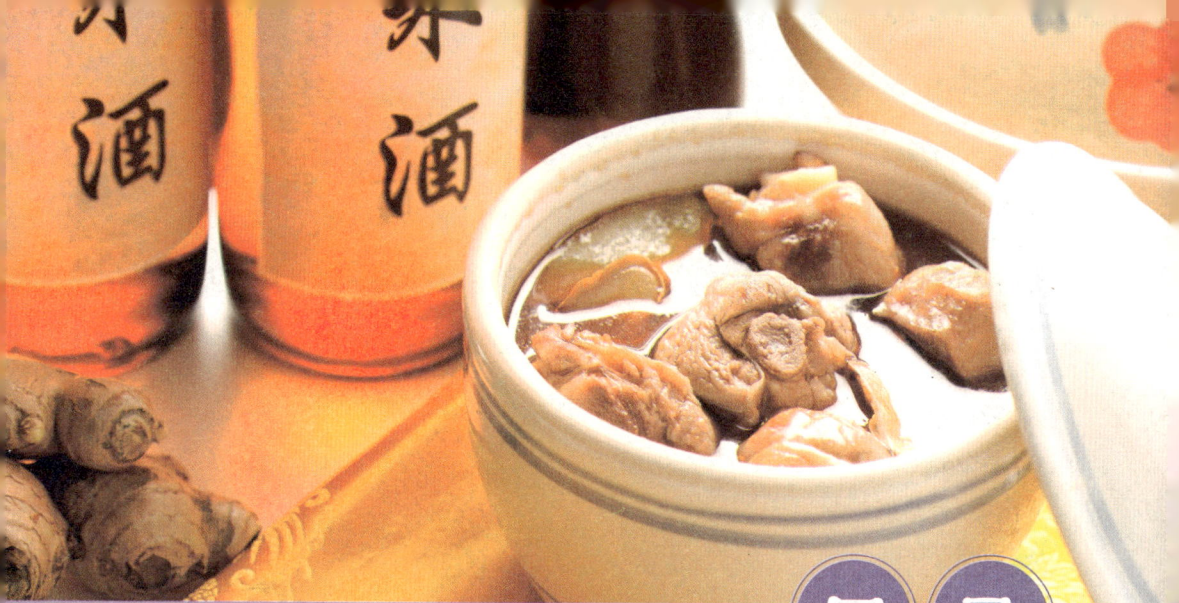

# 目 录

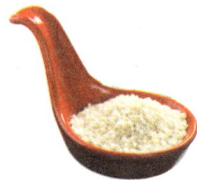

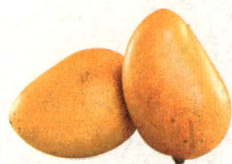

## 第二章

# 夏养阴，养心护体

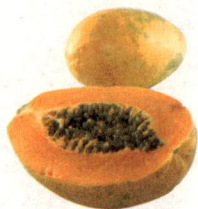

## 59 夏至——护阳气，养脾胃

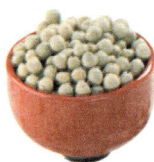

## 71 大暑——治冬病，防暑热

## 64 小暑——健脾肺，凝心神

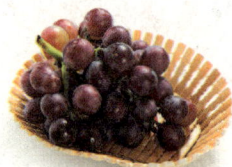

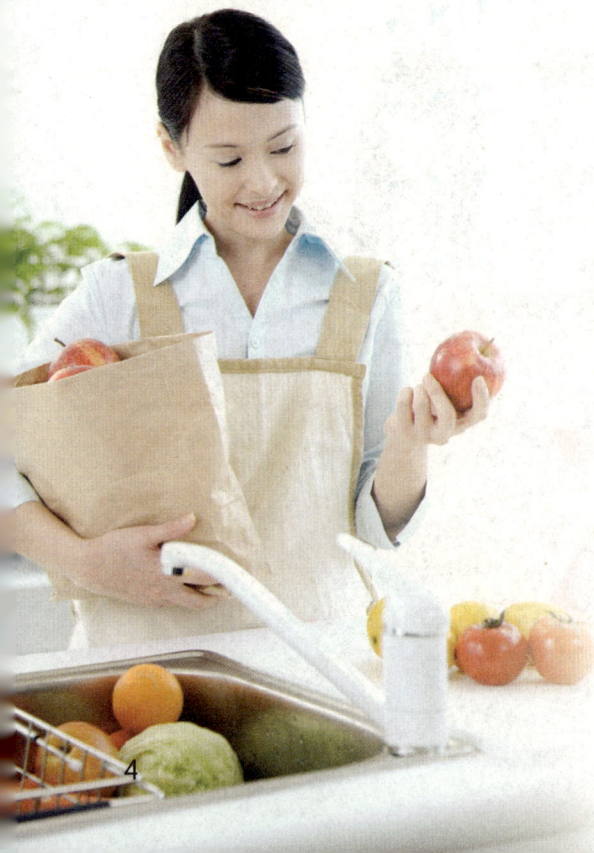

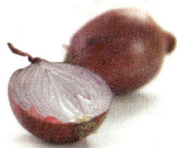

第四章

# 冬补阳，养神护肾

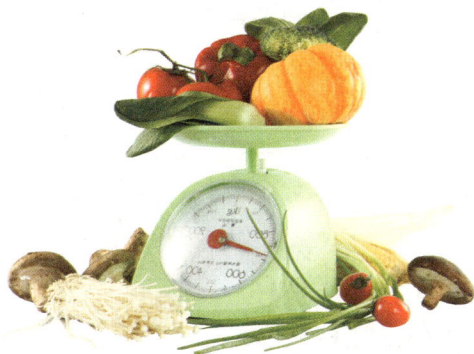

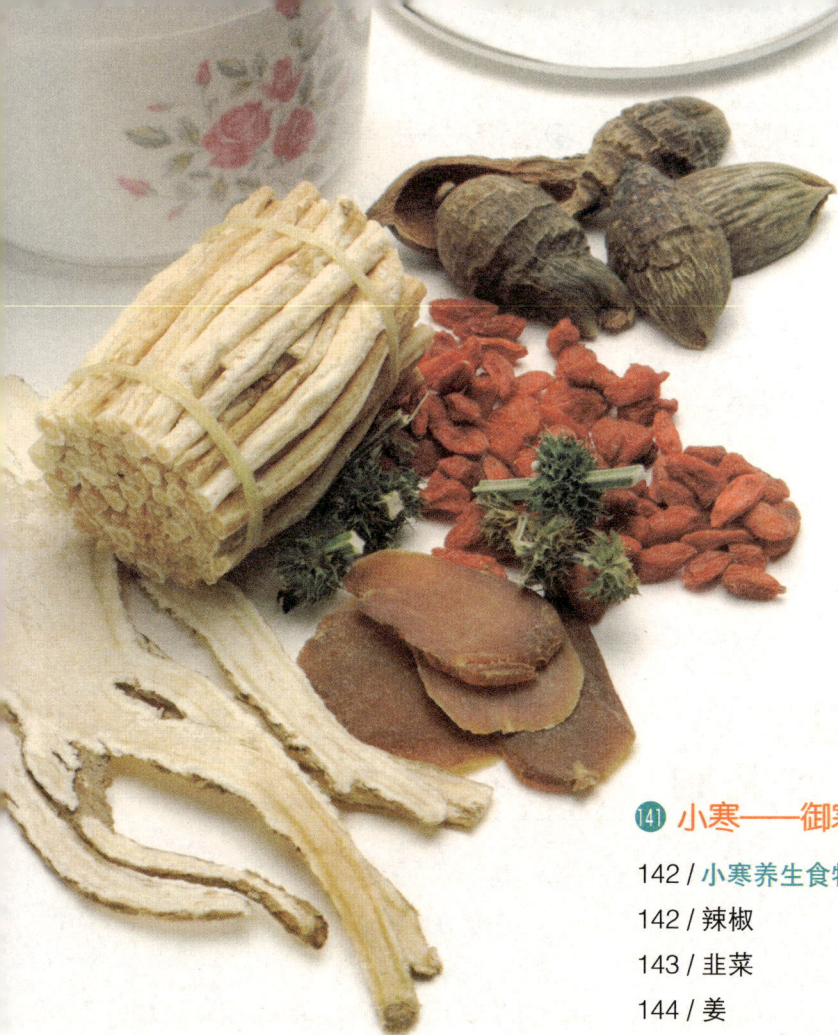

第一章

春

# 生阳，养肝补气

春季气候由寒转暖，阳气升发，万物始生，五脏属肝，适宜升补。具体来说，春季可多食新鲜的蔬菜，如荠菜、芹菜、菠菜、青椒等绿色食物，对于养肝大有好处；还可适量食用葱、红枣等食物，以便补阳气，抵抗外邪侵入，但整体饮食应相对均衡，不可太过单一。

# 细说 春季养生要诀

## 春季养生原则

春为四时之首，万象更新之始，这个时节，人体之阳气也要顺应自然，向上、向外升发。因此，春季可以说是净化调养身体的最佳季节，日常生活中必须注意保护体内的阳气，使其逐渐旺盛充沛，故要尽量避免耗伤阳气、阻碍阳气升发的情况。

从中医角度来说，春季人体内的肝胆经脉旺盛活跃，在此时如果好好调养肝脏，有助于增强免疫力。调养肝脏不仅要在饮食、生活上节制，还要保持开朗的心态，并预防外界环境对身体造成的伤害。

## 春季饮食要诀

按五行归属，春为木，人体脏腑属肝胆，七情中的怒与肝胆关系密切。按照中医养生原则，早春食补应以养肝为先，兼顾益脾和胃、温补阳气以达到御寒保健的效果。在阳气升发的春季，肝气上升，相对影响脾胃的消化吸收功能，温补药反而加重身体内热，所以不需要特别进补，故饮食原则应以清淡为主。而经历了一个冬季的滋补，此时应多吃些当季的鲜嫩青绿色蔬菜，如芹菜、菠菜、青葱、莴苣等，不但可让肠胃休息一下，也可借由蔬菜中丰富的膳食纤维加速体内油脂和毒素的排出，以促进新陈代谢。

在烹煮调味上，应以简单、原味为原则，辣椒、羊肉等热性食物，或油炸炖补等应该尽量避免。此外，春季又是气候由寒转暖的季节，气温变化较大，细菌、病毒等微生物开始繁殖，活力增强，容易侵犯人体而致病，所以可以多摄取富含维生素和微量元素的绿色蔬菜，以弥补冬季维生素摄取的不足，加强上呼吸道黏膜和呼吸器官上皮细胞的功能。

二十四节气 养生谈

### "憋" 出来的病

自然界的万物在春天的时候都表现出舒发、伸展的特性，人也不例外。但是，有些人却喜欢"憋"，殊不知这样会伤害身体。

**憋尿**：强忍小便有可能造成急性膀胱炎，出现尿急、尿频、尿痛等症状。

**憋屁**：胃肠功能不良者，如果食入产气太多的食物，往往会排气频繁，若因周围环境受限而不能及时排泄出来，容易导致腹胀、消化不良等症状。

## 立春日

——（南宋）陆游

江花江水每年同，春日春盘放手空。
天地无私生万物，山林有处著衰翁。
牛趋死地身无罪，梅发京华信不通。
数片飞飞犹腊雪，村邻相唤贺年丰。

立春为农历二十四节气中的第一个节气，又叫"打春"，是冬至数九中的第六个"九"，所以就有"春打六九头"之说，现在一些农村地区还有"打春牛"的风俗。立春前，村民们用泥塑一牛，称为春牛，抱着小孩绕春牛转三圈，传说可以不患疾病，今已成为娱乐。

在晋南地区，立春的时候女孩子剪彩为燕，称为"春鸡"，贴羽为蝶，称为"春蛾"，缠绒为杖，称为"春杆"，把这些剪出来的东西戴在头上，争奇斗艳，非常漂亮，传说主兴旺，孩子不得病。

### ❄ 节气特点

进入立春时节，我们将逐渐告别寒冷的冬天，迎来欣欣向荣的春天。不过，虽然天气渐渐变暖，但是在一段时间内，冷空气依然会占据着主导地位，有的年份甚至还会有强冷空气，造成较大范围的雨雪、大风和降温天气。

立春三候："一候东风解冻；二候蛰虫始振；三候鱼陟负冰。"说的是立春的时候开始刮东风，天气转暖，东风送暖，所以大地开始解冻；蛰伏的虫类慢慢苏醒；河里的冰开始融化，鱼开始到水面上游动，此时水面上还有没完全融化的碎冰片，如同被鱼背着一般浮在水面上。

### ❄ 节令饮食习俗

北方人在立春之日喜食春饼、合菜。春饼讲究从头吃到尾，叫"有头有尾"。

春饼的做法是：用沸水冲烫面粉和成面团，将烫好的面揉透，做成很多小圆剂子，在每两个剂子中间沾上香油，合在一起擀成一张薄饼，饼放入锅中用中火焙烙（即盖锅不加油），30秒翻一次面，1分钟后趁热可把饼一揭为二盛起来。春饼烙好了，接着做合菜。所谓合菜就是用时令蔬菜，如韭黄、豆芽、香干等切成丝，或拌或炒。

3

# 立春养生食物

立春象征着春天的开始，阳气渐生，而阴寒未尽，正处于阴退阳长、寒去热来的转折期，人的身体也正经历着这样的一个阴阳转换阶段。此时虽不像寒冬腊月那样寒冷，但是如果不加注意，人体的抵抗力就会下降，导致一些疾病的发生，所以，应根据此节气的主要特点进行饮食调理和疾病预防。

## 芹菜

"旱芹，其性滑利。"
——《本草纲目》

建议每次用量 50克

### 食材档案

**别名** 旱芹、香芹、白芹菜。
**性味归经** 性凉，味甘，归肺、胃、肝经。
**养生功效** 清热平肝，利水消肿，凉血止血。
**适用人群** 一般人都可以食用。

## 食材解读

芹菜是蔬菜佳品，还是健康食品新秀，既可热炒，又能凉拌，烹调方便，深受人们喜爱。近年来诸多研究表明，芹菜对人体有诸多益处，是一种具有药用价值的蔬菜。

## 功效细说

春天肝气旺盛，易肝阳上亢，是"百病发作"的季节；"春气者，诸病在头。"到了春天，凡肝阳上亢者，血压易波动而升高，特别容易出现头痛、眩晕，而芹菜的平肝、降压、镇痛、镇静功效正好可以派上用场。

## 食用宜忌

◎在食用芹菜时，除烂叶、黄叶摘掉外，应该茎、叶、根同食。

◎食用芹菜后2小时内最好不要服用阿莫西林，以免药效降低。

◎芹菜性凉，脾胃虚弱、大便溏薄者不宜食用。

# 葱

> "主伤寒头痛，开骨节，止血衄，利小便。"
>
> ——《食疗本草》

建议每次用量 10克

## 食材档案

**别名** 和事草。

**性味归经** 性温，味辛，归肺、胃经。

**养生功效** 发汗解表，散寒通阳，解毒，驱虫。

**适用人群** 一般人都可食用，脑力劳动者更宜。

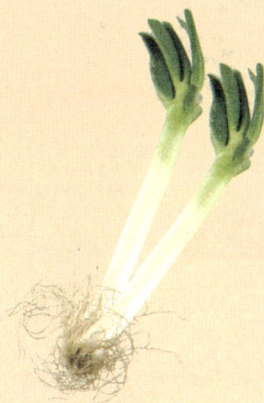

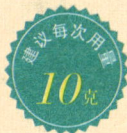

## 食材解读

传说葱是神农尝百草时被发现的，早在先秦时期，《山海经》就有"北单之山，多葱韭"的记载。古人把葱当作食品，千百种饭菜都得用葱；葱既能作为一种调味蔬菜，又可以用来防治疾病，可谓佳蔬良药。

## 功效细说

葱具有通阳发表、解毒止痛、利尿、增强食欲的功效。春季是人体阳气升发的季节，应顺应天地阴阳之气，采取科学的饮食方法，使阳气得以宣达。葱辛辣性温，具有发汗解表、散寒通阳等功效。立春吃葱不仅有助于升发阳气，还能驱寒杀菌，预防感冒。

## 选购+储存

◎选购葱时，白色的部分宜扎实密致，绿色的部分最好能遍及其尖端，整根葱以白、绿分明为最好。

◎把葱切碎放在盒子里，底下铺放一层纸巾，放冰箱冷藏。因冰箱有干燥作用，可去除葱的水分变成干葱。食用时，只要用油加热爆香即能恢复其味感。

## 二十四节气 养生谈

葱的不同部位，养生治病效果也不同：

葱白可发汗解表、散寒通阳、散结解毒、促进消化分泌、健胃，主治风寒感冒、阴寒腹痛、腹泻、痢疾；

葱叶可祛风发汗、解毒消肿，主治风寒感冒、身热无汗、头痛鼻塞；

葱须可解肌发汗，主治风寒头痛、喉疮。

# 黄豆芽

"除胃中积热，消水病胀满。"

——《本草纲目》

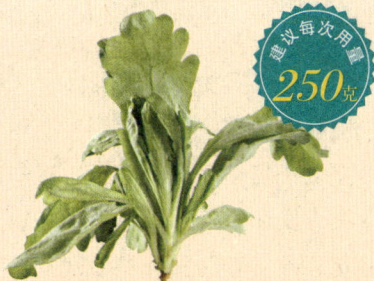

建议每次用量 40克

## 食材档案

**别名** 豆芽。

**性味归经** 性平，味甘，归脾、胃、肝经。

**养生功效** 健脾养肝，清热透表，除湿利气。

**适用人群** 一般人都可食用。

## 食材解读

在几千年前黄豆芽就已经出现在了人们的餐桌上，是营养丰富、味道鲜美的蔬菜。

黄豆芽有健脾养肝、清热透表、除湿利气的功效，有助于肝气的疏通。春天是B族维生素缺乏症的多发季节，常容易患口角炎，而黄豆芽含维生素$B_2$较多，春天多吃些黄豆芽可预防口角发炎，让人不易上火，还能增强人体抵抗病毒感染的能力。

# 茼蒿

"行肝气，治偏坠气疼，利小便。"

——《滇南本草》

建议每次用量 250克

## 食材档案

**别名** 蒿子杆。

**性味归经** 性凉，味辛、甘，归心、脾、胃经。

**养生功效** 养心安神，宽中理气。

**适用人群** 一般人都可食用。

## 食材解读

茼蒿富含维生素、胡萝卜素及多种氨基酸，并且气味芳香，可以养心安神、提神醒脑、缓解头胀、稳定情绪；茼蒿中还富含钾，可以达到稳定血压的良好效果。可见，茼蒿比较适合立春时节食用，以防春困。要注意，由于茼蒿性凉，故脾胃虚寒者、大便溏稀者、腹泻者均不宜食用。

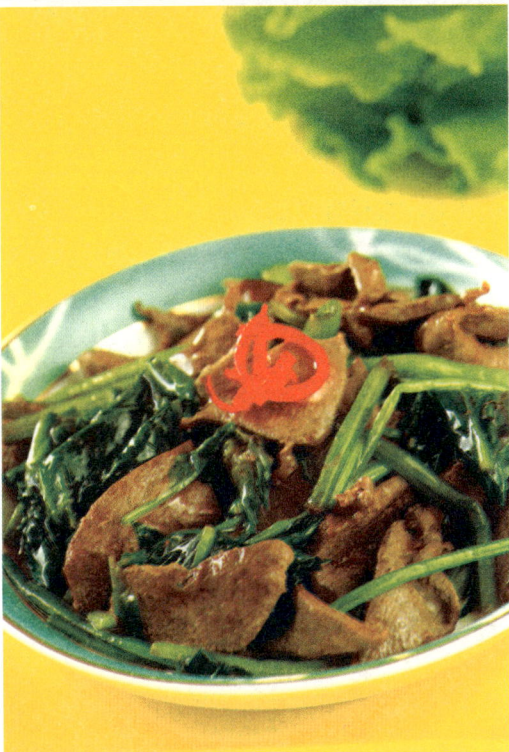

# 羊肝炒菠菜 吃

**材料** 菠菜 300 克，羊肝 150 克，鸡蛋 1 个，葱花、姜丝各适量。

**调料** 盐、味精各半小匙，酱油、干淀粉、料酒各 1 大匙，白糖少许。

**做法**

❶ 鸡蛋取蛋清；羊肝洗净，切片，加入盐、蛋清、干淀粉、料酒腌渍；菠菜洗净，入沸水中余烫，捞出冲凉，沥干水分，切段备用。

❷ 油锅烧至四成热时，放入羊肝片炒至八分熟，盛出备用。

❸ 锅置火上，加少许底油烧热，先下入葱花、姜丝炒香，再放入菠菜段、羊肝片，然后调入料酒，加入酱油、白糖、盐、味精，快速翻炒均匀，出锅即可。

# 芹菜双米粥 喝

**材料** 小米、大米各半杯，芹菜200克。

**调料** 盐少许。

**做法**

❶ 芹菜去除根部，洗净，并切成碎末备用。

❷ 将小米、大米分别淘洗干净，并用清水浸泡20～30分钟。

❸ 加适量水，放入大米、小米、芹菜末、盐，先用大火煮沸，再改小火熬粥。

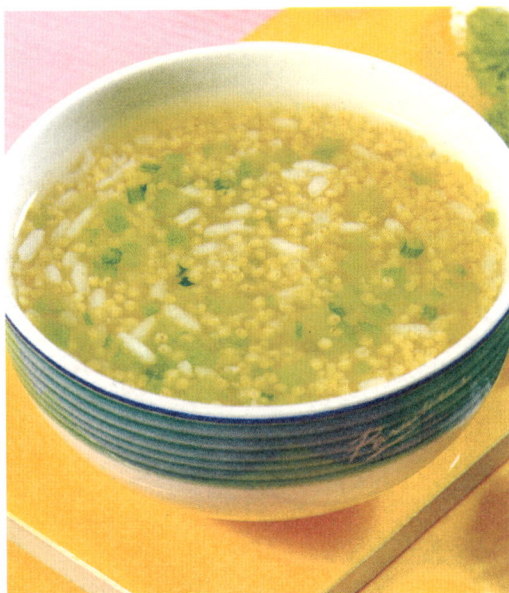

**养生功效**

　　此时节是高血压等心血管疾病的高发期，这道芹菜双米粥具有清热解毒、降血压等功效，对高血压及心血管疾病患者有一定的辅助食疗作用。

## 早春呈水部张十八员外二首（其一）

——（唐）韩愈

天街小雨润如酥，草色遥看近却无。

最是一年春好处，绝胜烟柳满皇都。

雨水这一天在川西民间有"拉保保"的习俗。"保保"就是干爹的意思。雨水节拉干爹，意取"雨露滋润易生长"之意。这一天要"拉保保"的父母，手提着好酒菜带着孩子找干爹。如果希望孩子长大有知识就拉一个文人做干爹；如果孩子身体瘦弱就拉一个身材高大、强壮的人做干爹。

雨水时节的另一个主要习俗则是女婿去给岳父、岳母送礼。礼品通常是两把藤椅，意思是祝岳父、岳母长命百岁。岳父、岳母还要回赠雨伞，让女婿出门奔波能遮风挡雨，也有祝愿女婿人生旅途顺利、平安的意思。

### ❄ 节气特点

每年2月18~20日为雨水节气。杜甫有诗云："好雨知时节，当春乃发生。随风潜入夜，润物细无声。"雨水节气告诉我们少雨的冬季已经过去，降雨开始，雨量逐渐增多，还有一层"雪散为水"之意。

"雨水"过后，我国大部分地区气温回升到0℃以上，黄淮平原日平均气温已达3℃左右，江南地区平均气温在5℃上下，华南地区平均气温在10℃以上。雨水季节是全年寒潮天气出现最多的时节之一。

雨水三候："一候獭祭鱼；二候雁北归；三候草木萌动。"说明雨水节气中，水獭开始捕鱼了；南迁过冬的大雁也由南方飞回北方；再过几天，在绵绵春雨中，草木就要开始抽出嫩芽。

### ❄ 节令饮食习俗

正月十五是我国传统的节日——元宵节。元宵节正好在雨水节气的前后。汤圆是元宵节不可不吃的美食。

汤圆由糯米制成，或实心，或带馅。馅有豆沙、白糖、各类果料等，食用时煮、煎、蒸、炸皆可。起初，因为熟了浮在水上，古人称它"浮圆子"，后来又称"汤团"或"汤圆"，这些名称均与"团圆"字音相近，取团圆之意，象征全家人团团圆圆、和睦幸福。

# 雨水养生食物

雨水节气空气湿润而不燥热，正是养生的好时机，对于调养脏腑来说，应当首先调养脾胃。雨水时节的饮食应以清淡、疏散制品为宜，而厚味、滋腻的食物应该少吃。另外，此时人体血液循环系统开始处于旺盛时期，故易发生高血压、痔疮出血、女性月经失调等，故应做好饮食调理和防病措施。

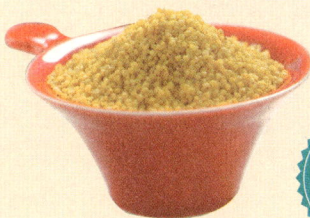

# 小米

"降胃火，故脾胃之病宜食之。"
——《本草纲目》

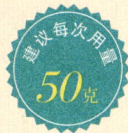

建议每次用量 **50**克

### 🌱 食材档案

**别　名**　粟米。
**性味归经**　性凉，味甘、咸，归肾、脾、胃经。
**养生功效**　健脾和胃，益肾，除热。
**适用人群**　老少皆宜。

## 食材解读

小米是我国的主要粮食作物之一，用小米熬粥营养价值丰富，有"代参汤"之美称。由于小米不需精制，因此，保存了大量的维生素和矿物质。

## 功效细说

小米具有健脾和胃、益肾、除热等功效。雨水节气的来临，表示寒冬已经过去，而人体相应的就是阳气开始浮动，但这会导致一些人的脾胃虚弱，特别是小儿多会表现出体虚的病症。这个时候喝点小米粥，对补益脾胃很有帮助。

## 食用宜忌

洗小米时不要淘洗太多次或来回搓洗，更不要加碱同煮，以免营养流失。

# 菠菜

"通血脉，开胸膈，下气调中，止渴润燥。
根尤良。"

——《本草纲目》

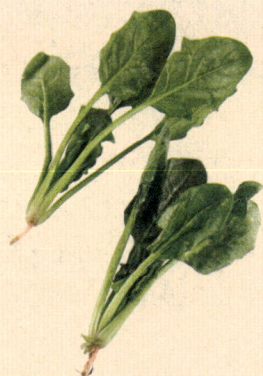

建议每次用量
**100**克

## 食材档案

**别名** 菠棱菜、赤根菜。
**性味归经** 性平，味甘，归肝、大肠、小肠、胃经。
**养生功效** 润燥滑肠，清热除烦，生津止渴，养肝明目。
**适用人群** 特别适合老、幼、病、弱者及糖尿病患者食用。

## 食材解读

中国人称菠菜为"红嘴绿鹦哥"，很形象地描述了菠菜的外形特征。菠菜营养丰富，美国《时代》杂志曾将其列为现代人十大健康食品中的第二位。

## 功效细说

菠菜味甘，性平，具有润燥滑肠、清热除烦、生津止渴、养肝明目、降血压等功效。雨水时节早晚较冷，风邪渐增，常见口舌干燥、嘴唇干裂等表现，而且在雨水时节，人体血液循环处于旺盛状态，易发高血压和痔疮等疾病，故应多吃点菠菜，以清热滑肠。

## 选购+储存

◎选购时以叶柄短、根小色红、叶色深绿的为好。
◎为防止菠菜干燥，宜用保鲜膜包好放在冰箱中，以保证菠菜的新鲜。

## 食用宜忌

生菠菜不宜与豆腐同煮，否则易形成草酸钙，不利于钙的吸收。

### 二十四节气 养生谈

菠菜中的叶酸容易在加热的过程中流失掉，最好的方式是以大火快炒，缩短加热时间，才能让营养价值保留得更完整。

菠菜和猪肝搭配食用，可预防和改善缺铁性贫血；菠菜和花生同吃，能提高抵抗力、美白皮肤；菠菜与鸡蛋同吃，能有效预防贫血及营养不良。

# 莲藕

"藕，生者甘寒，能凉血止血，除热清胃……
熟者甘温，能健脾开胃，益血补心……"

——《本草经疏》

建议每次用量 **200**克

## 食材档案

**别　名**　藕。
**性味归经**　性寒，味甘、涩，归心、肺、脾、胃经。
**养生功效**　清热凉血，健脾补胃，止血，止泻。
**适用人群**　一般人都可食用。

## 食材解读

莲藕微甜而脆，十分爽口，可生食也可熟食，而且药用价值相当高。

莲藕的根叶、花须、果实无不为宝，都可滋补入药，是老弱妇孺、体弱多病者上好的食物选择和滋补佳品。

## 功效细说

中医认为，脾胃为"后天之本"和"气血生化之源"。雨水节气中调养脾胃是非常重要的。熟莲藕味甘，性温，能健脾补胃，有益血、止泻的功效，是雨水时节里较好的一种补品。

另外，用莲藕加工制成的藕粉，既富有营养，又易于消化，有养血止血、调中开胃的功效，很适合老幼体虚者食用。

## 选购+储存

◎选购莲藕时，要挑选外皮呈黄褐色，肉肥厚而白的，注意要无损伤、无腐烂、无锈斑、不干缩、未变色，顶端的"鹦哥头"越小越好。如果藕发黑，有异味，则不宜食用。
◎将洗净的莲藕放入清水缸内保存，每星期换一次水，可使莲藕2个月仍能保持新鲜、脆爽。

## 食用宜忌

◎春季烦渴者、食欲缺乏者、肝血不足者宜吃藕。
◎脾虚胃寒者、大便溏稀者不宜生吃藕。

# 鲫鱼

"鲫鱼入胃，治胃弱不下食；入大肠，治赤白久痢、肠痈。"

——《本草纲目》

## 食材档案

**别名** 鲋鱼、喜头鱼、鲫瓜子。
**性味归经** 性平，味甘，归脾、胃、大肠经。
**养生功效** 健脾利湿，和中开胃，活血通络。
**适用人群** 一般人都可食用。

建议每次用量
**40**克

## 食材解读

鲫鱼为我国重要的食用鱼类之一。特点是营养价值高，各种营养元素比较全面。其肉质细嫩，肉味鲜美，吃起来既新鲜又不肥腻，自古就是产妇催乳的补品。

## 功效细说

鲫鱼具有补脾开胃、通乳、除湿利水、活血通络的功效。雨水节气适量吃些鲫鱼，不仅可以养护脾胃，还有助于健脾除湿。

## 选购+储存

◎选购鲫鱼时，以鱼眼睛略凸，眼球颜色黑白分明并且有光泽的鲫鱼为佳。
◎刚买回的鲫鱼如果暂时不烹调，可养在清水里或用浸湿的纸贴在鱼的眼睛上，防止鱼视神经后的死亡腺离开水后断掉。用此法，死亡腺可以保持一段时间，从而延长鱼的保存时间。

## 食用宜忌

◎鲫鱼的咽喉齿（位于鳃后咽喉部的牙齿）有较重的泥腥味，洗鲫鱼时最好将其去掉。
◎鲫鱼不宜与鸡、羊肉同食，食之易生热，阳盛之体和素有内热者更不宜食用。
◎鲫鱼和豆腐搭配食用能够补充异黄酮，预防更年期综合征。

### 二十四节气 养生谈

鲫鱼又称喜头鱼，意即生子有喜时食用。民间常给产后女性炖食鲫鱼汤，有良好的催乳作用，对产妇身体恢复也有很好的辅助作用。

# 鱼片木瓜汤 喝

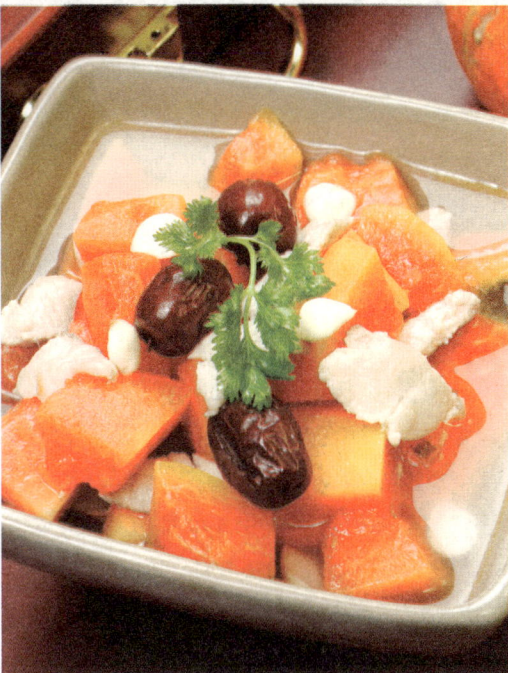

**材料** 鲜鱼肉 150 克，木瓜 300 克，杏仁 1 大匙，红枣 6 颗，香菜少许。

**调料** 柴鱼精半小匙，白胡椒粉、盐各少许。

**做法**

1. 将木瓜去皮、去籽后切大块；鱼肉切片。
2. 把杏仁、红枣、木瓜块入锅，并加入水煮约3分钟，至瓜肉变软。
3. 最后加入所有调料与鱼片蒸煮至熟，并撒入香菜即可食用。

# 猪肉菠菜玉米粥 喝

**材料** 猪肉50克，玉米面3大匙，菠菜50克，鸡蛋1个。

**调料** 白糖适量。

**做法**

1. 猪肉洗净，切成末；菠菜洗净，切碎备用。
2. 猪肉末、菠菜、玉米面一同放入锅中，加适量水煮粥。
3. 粥熟后打入鸡蛋调匀，依个人口味用白糖调味即可。

**养生功效**

玉米是抗眼睛老化的食物；菠菜含有胡萝卜素，可降低患视网膜退化的危险，有助于保护视力；鸡蛋具有养肝、补脑的作用。以上三种食材再加上补益功效显著的猪肉煮制的猪肉菠菜玉米粥具有养肝明目、补血滋阴的功效，适用于气血不足、雀目（夜盲症）、眼睛干涩等。

# 惊蛰

## ——顺肝气，养脾气

### 拟古其三
#### ——（魏晋）陶渊明

仲春遘时雨，始雷发东隅。

众蛰各潜骇，草木纵横舒。

翩翩新来燕，双双入我庐。

先巢故尚在，相将还旧居。

自从分别来，门庭日荒芜。

我心固匪石，君情定何如？

"蛰"是藏的意思，惊蛰是指春雷乍动，惊醒了蛰伏在土中冬眠的动物。家中的爬虫走蚁也会应声而起，四处觅食。所以古时惊蛰当日，人们会手持艾草，熏家中四角，以香味驱赶蛇、虫、鼠和霉味。在广东和香港，民间习俗有祭白虎仪式。中国的民间传说中白虎是口舌、是非之神，每年都会在惊蛰这天出来觅食，人们通过祭拜白虎来表达避免口舌之争、祈求生活顺遂的心愿。

### ❄ 节气特点

惊蛰前后天气已开始转暖，并渐有春雷出现，雨水渐多，气温一般为4～5℃，华北地区平均气温3～6℃，江南地区为8℃以上，而西南、华南地区已达10～15℃。虽然气候日趋暖和，但阴寒未尽，所以气候变化较大，突如其来的冷空气亦较强，且早晚与中午的温差很大，乍暖还寒。

惊蛰三候："一候桃始华；二候仓庚（黄鹂）鸣；三候鹰化为鸠。"也就是说惊蛰时节，已是桃花红、李花白，黄莺鸣叫、燕飞来的时节，我国大部分地区都已进入春耕季节。正如谚语所说："过了惊蛰节，春耕不停歇。"

### ❄ 节令饮食习俗

民间素有"惊蛰吃梨"的习俗。在山西的雁北地区，农民在惊蛰日要吃梨，意为与害虫别离。惊蛰时节，乍暖还寒，气候比较干燥，很容易使人口干舌燥、外感咳嗽，梨性寒味甘，有润肺止咳、滋阴清热的功效。另外梨和"离"谐音，意思是要让病痛远离身体。除了生吃以外，梨的吃法还有很多，比如蒸、烤或者煮水，这些吃法可以降低梨的寒性，脾胃虚寒者和老年人可选择这些吃法。

惊蛰时节，万物复苏。这个时候人应当增加甘味食物的摄入。《摄生消息论》说："当春之时，食味宜减酸益甘，以养脾气。"意思就是说，春天的时候肝旺，会影响到脾，多食甘味可以加强脾的功能，以助抵御肝气犯脾。可是同时惊蛰也是一个疾病多发的季节，比如麻疹、水痘、甲型病毒性肝炎等。所以此节气要做好流行性疾病的预防工作。

# 银耳

"清补肺阴，滋液，治劳咳。"
——《饮片新参》

建议每次用量
**15克**

## 食材档案

**别名** 白木耳。
**性味归经** 性平，味甘，归肺、胃、肾经。
**养生功效** 滋阴生津，补气强精，提神补血。
**适用人群** 一般人都可食用。

## 食材解读

银耳半透明，柔软又有弹性，被人们誉为"菌中之冠"，既是名贵的营养滋补佳品，又是扶正强壮之补药。历代皇家贵族将银耳看作是"延年益寿之品"和"长生不老之良药"。

## 功效细说

银耳具有滋阴生津、补气强精、提神补血等功效。惊蛰时节气温变化无常，人体免疫力和防御功能容易下降。中医向来就有"不治已病治未病"的说法，故惊蛰可以进食银耳，以提高自身的免疫力。

# 草莓

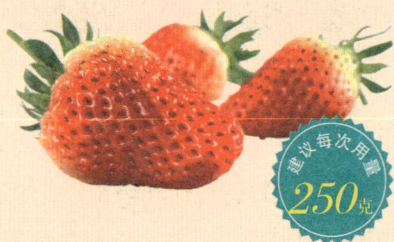

"清凉解渴，健胃消食。主治口渴，食欲不振，消化不良。"

——《中华本草》

建议每次用量 250克

## 食材档案

**别名** 红莓、地莓。

**性味归经** 性凉，味甘、酸，归脾、胃、肺经。

**养生功效** 清凉解热，生津止渴，利尿止泻。

**适用人群** 一般人都可食用。

## 食材解读

草莓形如鸡心，红似玛瑙，果肉多汁，酸甜适口，芳香宜人，是一种营养价值较高的水果，因而被人们冠上"水果皇后"的称号。

## 功效细说

首先，草莓富含维生素C，有助于人体吸收铁离子，帮助血液生成；其次，草莓含有的天然抗炎成分，可以减少产生自由基，保持脑细胞的活跃。这些使草莓具有改善忧郁、振奋精神、缓解疲劳的作用。

## 选购+储存

◎选购草莓时，以果粒完整，富有光泽、红熟、艳丽、无外伤、无病虫害者为佳。如变褐色、软烂并有汁液流出的，表示已腐坏。

◎草莓宜先洗净，再以保鲜膜包裹置于冰箱内，这样保鲜效果更好。

## 食用宜忌

◎洗干净的草莓不宜马上吃，最好用淡盐水或淘米水浸泡5分钟。

◎虚寒稀泻者、龋齿者均不宜过多地食用草莓，以免病情加重。

### 二十四节气 养生谈

草莓50克，与蜂蜜和凉开水100毫升，放入搅拌机，搅拌即成。每天1杯，中餐前喝，有助于保持苗条身材。

草莓捣碎，加入2茶匙牛奶和1茶匙蜂蜜，拌匀敷面15分钟，温水洗净，冷水拍面，可以护肤。

# 香蕉

"止渴润肺解酒，清脾滑肠；脾火盛者甚食，反之能止泻止痢。"

——《本草求原》

建议每次用量 1～2根

## 食材档案

**别名** 甘蕉、蕉果、蕉子。

**性味归经** 性寒，味甘，归脾、胃经。

**养生功效** 清热解毒，润肠通便，润肺止咳。

**适用人群** 一般人都可食用，是减肥首选。

## 食材解读

香蕉盛产于热带、亚热带地区，因它能解除忧郁而被称为"快乐水果"，又因其含有被称为"智慧之盐"的磷，被称为"智慧果"。

## 功效细说

香蕉具有清热解毒、润肠通便、润肺止咳等功效。更值得一提的是，香蕉的含钾量在各类水果中最高，而钾的缺乏会使人感到倦怠乏力，反应迟缓，也会使注意力不集中，所以，吃些香蕉可以使人的精力更加充沛。

## 选购+储存

◎挑选香蕉时，以表皮金黄者为佳，而果皮上有棕色小点的香蕉最香甜，但是这样的香蕉已经足够成熟、不耐存放，需尽快吃完。

◎香蕉在11～13℃的温度下就能保鲜，不宜放在冰箱内存放。温度太低反而会使它发黑腐烂。

## 食用宜忌

◎香蕉含糖量较高，一般每天的食用量不宜超过200克。

◎香蕉性寒，故脾胃虚寒、胃痛、腹泻者应少食，胃酸过多者最好不吃。

◎香蕉含钾高，患有急慢性肾炎者、肾功能不全者均不适合多吃。

### 二十四节气 养生谈

香蕉1~2根，冰糖炖服，每日1~2次，连服数日，适用于咳嗽日久。

如果身上长了疣（俗称瘊子），可将香蕉皮敷在疣子的表面，能使其软化，并一点点地脱落，直到痊愈。

# 芝麻

"胡麻，气味和平，不寒不热，益脾胃，补肝肾之佳谷也。"

——《本草经疏》

建议每次用量
10~20克

## 食材档案

**别名** 胡麻、油麻。

**性味归经** 性平，味甘，归肝、肾、大肠经。

**养生功效** 补肝肾，益精血，润肠燥。

**适用人群** 一般人都可食用。

## 食材解读

芝麻是我国四大食用油料作物中的佼佼者，也是我国主要油料作物之一。芝麻的种子含油量很高，自古我国人民就用芝麻制作特色食品和美味佳肴。芝麻分为黑芝麻和白芝麻两种，榨油一般用白芝麻，药用、食用一般用黑芝麻。

## 功效细说

黑芝麻可以降低血液中胆固醇的含量，因而有预防动脉粥样硬化、降低血压的作用。同时，黑芝麻是高蛋白、高铁、高钙的"三高"食物，一般来说，孩子春季的生长速度比其他季节明显增快，所以惊蛰时节给孩子吃点黑芝麻或芝麻酱是不错的选择。

## 选购+储存

◎黑芝麻只有皮是黑的，里面是灰白色的，可以把黑芝麻放在手心，看浸过汗的黑芝麻是否将手染黑，以此来判断是否染了色。也可以用小刀切开观察是否内外都很黑来判断。

◎储存芝麻的容器密封性要好，要放在阴凉干燥的地方，并且要避免阳光直射。如将芝麻炒熟晾干则更易存放。

## 食用宜忌

◎黑芝麻最好碾碎了再吃，有利于消化吸收。碾碎的黑芝麻可以加入豆浆、果汁或粥中搅匀食用，不但营养更丰富，而且口味极佳。

◎由于芝麻酱中脂肪含量较高，因此，一次食用量不宜过多。

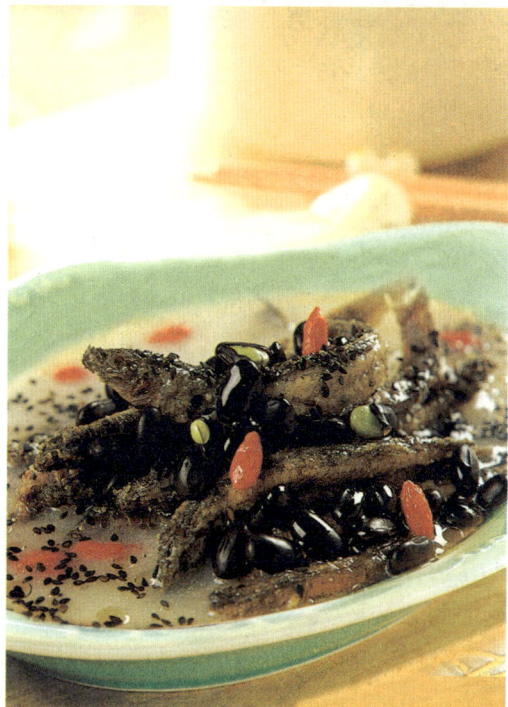

## 黑豆泥鳅汤 喝

**材料** 泥鳅 250 克，黑芝麻 15 克，黑豆 50 克，枸杞子适量。

**调料** 鸡精、盐各适量。

**做法**

❶ 黑豆、黑芝麻洗净备用；泥鳅放进冷水锅内，加盖，加热烫死，取出洗净，沥干水分后下油锅煎黄，铲起备用。

❷ 把黑豆放入锅中，加清水适量，大火煮沸后，再用小火续炖至黑豆将熟时，放入泥鳅、黑芝麻、枸杞子续炖。

❸ 煮至黑豆熟烂时加入盐、鸡精调味即可。

## 草莓香蕉豆浆 喝

**材料** 黄豆100克，草莓2颗，香蕉半根。

**调料** 白糖适量。

**做法**

❶ 将黄豆加水泡至软，捞出洗净；草莓去蒂、洗净；香蕉去皮后切成小块均备用。

❷ 将做法1中的材料放入全自动豆浆机中，加入适量水煮成豆浆，加入白糖调味即可。

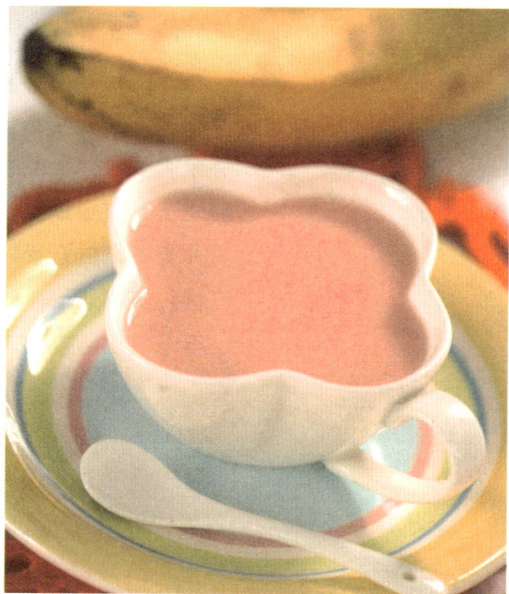

**养生功效**

草莓具有润肺生津、清热凉血、健脾解酒等作用，香蕉可生津止渴、清热润肠、促进肠胃蠕动，二者和豆浆搭配，对胃肠道、贫血症状有一定的调理和改善作用，适合惊蛰时节食用。

## 春分日

### ——（唐）徐铉

仲春初四日，春色正中分。

绿野徘徊月，晴天断续云。

燕飞犹个个，花落已纷纷。

思妇高楼晚，歌声不可闻。

在每年的春分这天，某些地方盛行"竖鸡蛋"的游戏。玩法简单有趣：拿一个匀称的新鲜鸡蛋，轻轻地在桌子上把它竖起来，素有"春分到，蛋儿俏"的说法。

春分，开始春祭，就是扫墓祭祖。首先要在祠堂举行隆重的祭祖仪式，然后扫墓。扫墓要先扫祭开基祖和远祖坟墓，全族和全村都要出动。开基祖和远祖墓扫完之后，开始分房扫祭各房祖先坟墓，最后各家扫祭家庭私墓。春分这一天还有一个习俗——粘雀子嘴，就是把十多个不用包心的汤圆煮好，用细竹竿叉着置于室外田边地坎，引雀子来吃，粘住雀子嘴，免得雀子来破坏庄稼。

### ❄ 节气特点

春分的意义有二：一是指一天的时间白天黑夜平分，各为12小时；二是古时以立春至立夏为春季，春分正当春季三个月的中间，平分了春季。

春分时节，全国大部分地区日平均气温均稳定升达0℃以上，严寒已经逝去，气温回升较快，尤其是华北地区和黄淮平原，日平均气温几乎与多雨的江南地区同时升达10℃以上而进入明媚的春季。春分三候："一候元鸟至；二候雷乃发声；三候始电。"便是说春分日后，燕子便从南方飞来了，下雨时天空便要打雷并发出闪电。

### ❄ 节令饮食习俗

春分节气要注意保持人体的阴阳平衡，此时正是阳气舒展、升发的时候，养阳对于此时的养生尤为重要。饮食首先要养阳，一些生活中常见的食物如韭菜就比较适宜，因为韭菜具有养阳的功效，是养阳的佳蔬良品，可以祛阴散寒。此外，多吃韭菜可增强人体的肝肾之气。韭菜一年四季生长，但以春天的最好吃，所以在选择材料的时候要购买春韭。食家有云：韭菜是春香、夏辣、秋苦、冬甜。

春分时节应当根据自己的实际情况选择能够保持机体功能协调平衡的膳食，如在烹调寒性食物时，佐以葱、姜、酒、醋类温性调料，以防止菜肴性寒偏凉；在食用助阳类菜肴时常配以蛋类等滋阴之品，以达到阴阳互补的目的。春分也是疾病多发的时节，如流行性脑脊髓膜炎、猩红热、流行性腮腺炎等，因此应该注意平时的预防。

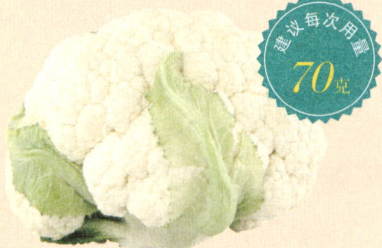

# 菜花

建议每次用量 **70**克

"久食大益肾，填脑髓，利五脏六腑，利关节，明耳目，健人少睡，益心力，壮筋骨。"

——《本草纲目》

## 食材档案

**别名** 花菜、花椰菜。

**性味归经** 性平，味甘，归肾、脾、胃经。

**养生功效** 补肾填精，健脑壮骨，补脾和胃。

**适用人群** 一般人都可食用。

## 食材解读

菜花有白、绿两种，绿的称西蓝花，被称为"天赐良药"。菜花是由甘蓝演化而来的，起源于欧洲的地中海沿岸地区。

## 功效细说

菜花能补脾和胃，健脑壮骨，增强抵抗力，可辅助治疗久病体虚、耳鸣健忘、脾胃虚弱、发育迟缓等。

## 选购+储存

宜选购花球成熟度高的菜花，以花球周边未散开的最好。也可看花球的洁白度，以花球洁白微黄、无异色、无毛花的为佳品。

# 青椒

"温中散寒，开胃消食。"

——《本草纲目》

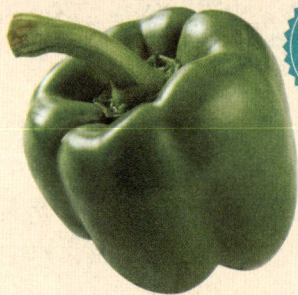

建议每次用量
**2**个

## 食材档案

**别名** 大椒、柿子椒、甜椒、菜椒。

**性味归经** 性热，味辛，归心、脾经。

**养生功效** 温中散寒，开胃消食。

**适用人群** 一般人都可食用。

## 食材解读

青椒原产于中南美洲，由葡萄牙人带入我国东南沿海地区，清代以后在我国正式作为蔬菜开始种植。青椒营养丰富，色彩翠绿鲜艳，辣味较淡，常常作为蔬菜食用。现在，新造就出来的品种另有红、黄、紫等颜色，是老百姓最喜爱的蔬菜之一。

## 功效细说

青椒是维生素C含量非常高的蔬菜之一，而维生素C有助于缓解春困。春困使人身体疲乏、精神不振，这时多吃深绿色的蔬菜——青椒，对恢复精力、缓解春困大有帮助。

## 选购+储存

◎选购青椒要选择新鲜的，而有弹性的才新鲜，可以通过按压的方法来辨别。新鲜的青椒在轻压下虽然也会变形，但抬起手指后，能很快弹回。不新鲜的青椒常是皱缩或疲软的，颜色晦暗。

◎不应选肉质有损伤的青椒，这样的青椒容易腐烂。

## 食用宜忌

◎青椒适宜采用急火快炒的方式烹调，以使其保持原有的色香味。

◎青椒中的维生素C不耐热，易被破坏，因此烹调时间不宜太长。

### 二十四节气 养生谈

出现牙龈出血的症状时，吃凉拌生青椒有助于缓解症状。

把青椒当成饭后水果，每天生吃1个，有助于保健和瘦身。

# 香菇

"主益气不饥，治风破血，益胃气，及小儿痘疮不出。"

——《神农本草经》

建议每次用量 4～8个

## 食材档案

**别名** 冬菇、菊花菇、花蕈。

**性味归经** 性平，味甘，归胃经。

**养生功效** 补肝益肾，健脾养血，益智安神。

**适用人群** 一般人都可食用。

## 食材解读

香菇味道鲜美，香气沁人，营养丰富，其营养不但位列草菇、平菇之上，还素有"植物皇后"之誉，为"山珍"之一。香菇具有高蛋白、低脂肪，富含多糖、多种氨基酸和多种维生素的营养特点。

## 功效细说

香菇中所含的香菇多糖，能起到调节机体免疫力、抗肿瘤、抗病毒、降血脂的作用，可预防动脉粥样硬化、肝硬化等疾病。

对于抽烟者或早上起床后口苦者以及肝脏衰弱者，可以常喝香菇制成的汤，尤其适合春分时节食用。

## 选购+储存

◎新鲜香菇呈白色或近白色，肉厚，柄与菌盖同色，近似圆柱形，内部松软、充实，质地细嫩，清香味鲜。

◎新鲜香菇用透气膜包装后，置于冰箱冷藏，可保鲜一星期左右，也可直接冷冻保存。干香菇则应密封保存。

## 食用宜忌

香菇为"发物"，故脾胃寒湿、气滞者应慎食。

### 二十四节气 养生谈

香菇500克，烘干研末，瓶贮备用。每天服2次，每次3克，温开水送下，连服1个月，可辅助治疗异常子宫出血（崩漏）。

# 茄子

"宽中、散血、止渴。"
———《医林纂要》

### 食材档案

建议每次用量 **85**克

**别 名** 茄瓜、昆仑瓜、矮瓜。
**性味归经** 性凉，味甘，归胃、大肠经。
**养生功效** 活血化瘀，清热止血，消肿止痛。
**适用人群** 一般人都可食用。

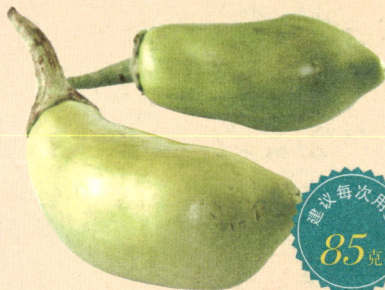

## 食材解读

茄子是为数不多的紫色蔬菜之一。它不仅味美价廉而且营养丰富，在茄子的紫皮中含有丰富的维生素E和烟酸，这是许多蔬菜水果望尘莫及的。

## 功效细说

茄子具有活血化瘀的功效。现代医学研究认为，茄子含有维生素、蛋白质、脂肪及钙、磷、铁等多种营养成分。特别是茄子富含维生素P，维生素P能使血管保持弹性，防止血管硬化和破裂；茄子所含的皂苷还可以降低血液中胆固醇的含量。

另外，茄子含有龙葵碱，能抑制消化系统肿瘤细胞的增殖，对于防治胃癌有一定的效果，故春分时节可多吃茄子。

## 选购+储存

◎在茄子的萼片与果实连接的地方，有一个白色略带淡绿色的带状环，也称茄子的"眼睛"。"眼睛"越大，茄子越嫩；"眼睛"越小，茄子越老。
◎用手握住茄子，嫩茄子有黏滞感，发硬的茄子比较老。
◎如果茄子外观亮泽，表示新鲜程度高；表皮皱缩、光泽黯淡的已经不新鲜了。
◎茄子在低温中易有寒害发生，所以不宜保存过久，用保鲜膜包好之后最多可在冰箱中冷藏3天。

## 食用宜忌

◎食用过老过熟的茄子可能会导致中毒，因此不宜选购和食用这类茄子。
◎维生素P含量较多的部位是紫色表皮和果肉的接合处，故茄子以紫色品种为上品。

# 玫瑰花

"主利肺脾，益肝胆，辟邪恶之气，食之芳香甘美，令人神爽。"

——《食物本草》

建议每次用量 2～5克

## 食材档案

**别名** 刺玫花、湖花。

**性味归经** 性平，味甘、淡、微苦，归肝经。

**养生功效** 行气解郁，活血化瘀。

**适用人群** 一般人都可食用。

## 食材解读

玫瑰花主产于江苏、山东、湖北、山西等地，属蔷薇科常绿或半常绿灌木。其药用部位为花蕾或初开放的花，一年四季均可采收，花微开的时候就可采摘，除去杂质，阴干或低温干燥后入药，常配月季花、当归、香附等同用以加强疗效。

## 功效细说

玫瑰花可行气解郁、和血散瘀。可见，春分节气宜多吃玫瑰花做成的食物或茶饮，可以帮助疏肝健脾，使人心情舒畅，还能有效地缓解心血管疾病。

## 选购+储存

玫瑰花干品要密封保存，放在避光的低温、干燥处。

## 食用宜忌

◎玫瑰花不宜与茶叶同泡同饮，因为茶叶中含有的鞣酸会影响玫瑰花舒肝解郁的功效。

◎玫瑰花性温，阴虚火旺者忌用。

◎玫瑰花有活血化瘀的作用，孕妇不宜服用。

### 二十四节气养生淡

玫瑰花茶是一种很好的保健饮品，其味道清香幽雅、和而不猛，男女皆宜。尤其是女性在月经期间容易情绪不佳、脸色黯淡，这时候不妨泡上一杯玫瑰花茶，就可以在一定程度上缓解这些症状。长期饮用还可改善睡眠。

## 肉丝香菇粥 喝

**材料** 猪里脊肉30克，香菇50克，粳米半杯，葱花适量。

**调料** 盐少许。

**做法**

① 猪里脊肉洗净，切成细丝；香菇洗净，切成薄片。

② 将粳米洗净后放入锅中，加入适量水，煮至软烂。

③ 将切好的里脊肉丝和香菇片加入粥锅中，待肉丝变色后加盐、葱花调味即可。

**养生功效**

近年来，科学家们发现香菇中含有β-葡萄糖苷酶，有抗癌效果。猪肉具有补心肺、解热毒的功效。可见，这款肉丝香菇粥对心血管系统和肝脏都有良好的保护作用。

## 玫瑰花粥 喝

**材料** 玫瑰花3朵，大米1杯。

**做法**

① 大米淘洗干净，加适量水以大火煮沸，而后转小火煮至米粒熟软。

② 撒上玫瑰花续煮1分钟，熄火，再焖3分钟以上，让花香渗入粥内即可食用。

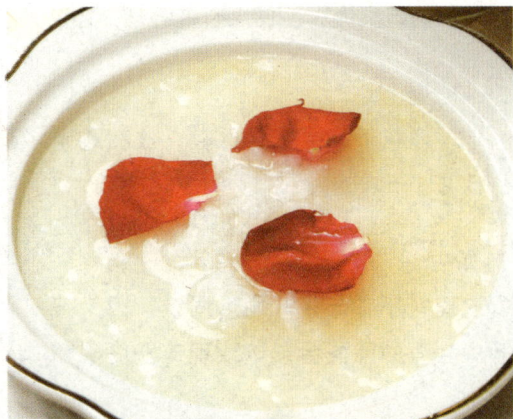

**养生功效**

中医认为，玫瑰花具有和血化瘀、疏肝醒脾解郁的功效。用玫瑰花制成粥膳，对肝胃气痛、月经失调等具有良好的辅助治疗作用。另外，常食玫瑰花粥还有助于消除痤疮和粉刺留下的暗痕。

## 清明
### ——（唐）杜牧

清明时节雨纷纷，
路上行人欲断魂。
借问酒家何处有？
牧童遥指杏花村。

清明既是节气，也是我国重要的传统节日。作为节日来讲的清明节，祭祖扫墓是最主要的活动之一。清明扫墓，是对祖先的"思时之敬"，其习俗由来已久。

清明节还有插柳、戴柳的习俗。插柳的风俗，据说是为了纪念"教民稼穑"的农事祖师神农氏。有的地方，人们把柳枝插在屋檐下，以预报天气，古谚有"柳条青，雨蒙蒙；柳条干，晴了天"的说法。有关戴柳习俗也有不少的传说。柳易栽易活，在人们心目中有辟邪的功用，所以说明戴柳、插柳，不但有辟邪祛病的寓意，还有留住青春，留住生命的意思。

### ❄ 节气特点

清明含有天气晴朗，草木繁茂的意思。清明期间，北半球的日照明显增强。我国大部分地区的日均气温已升到12℃以上。常言道："清明断雪，谷雨断霜。"时至清明，气候温暖，春意正浓。但在清明前后，仍然时有冷空气入侵，甚至使日平均气温连续几天低于12℃，所以也会有"清明时节雨纷纷"的说法。

清明三候："一候桐始华；二候田鼠化为鹌；三候虹始见。"就是说，在清明时节先是白桐花开放，接着喜阴的田鼠不见了，全回到地下的洞中，再接着气温回升，雨后的天空可以见到彩虹。

### ❄ 节令饮食习俗

我国南北各地清明节有吃馓子的饮食习俗。馓子为一种油炸食品，香脆美味，古时称"寒具"。寒食节禁火寒食的风俗在我国大部分地区已不流行，但与这个节日有关的馓子却深受人们的喜爱。

另外，清明吃鸡蛋，称为吃"节蛋"。在古代，人们清明吃鸡蛋是为婚育求子，他们将各种禽蛋如鸡蛋、鸭蛋、鸟蛋等煮熟并涂上各种颜色，称"五彩蛋"，把五彩蛋投到河里，顺水冲下，等在下游的人捞起，食之便可孕育。而现在清明节吃鸡蛋则象征圆圆满满。

清明
——疏肝气，涵肾水

清明时节气温还不稳定，时而阳光灿烂，时而阴雨绵绵。人体常湿困，四肢麻痹，因此饮食调理中，除了要利水渗湿外，还要适当补益，尤其要养血舒筋。此外，清明时节细菌、病毒等繁殖加快，是上呼吸道感染的高发期，而且花粉症也在此时节多发。

# 猪肉

"补肾液，充胃汁，滋肝阴，润肌肤，利二便，止消渴，起尪羸。"

——《随息居饮食谱》

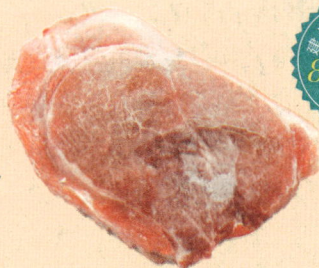

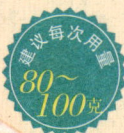

**建议每次用量 80～100克**

## 食材档案

**别名** 豕肉、彘肉。
**性味归经** 性微寒，味甘、咸，归胃、脾、肾经。
**养生功效** 补气养血，滋阴润燥，益精填髓。
**适用人群** 一般人都可食用。

## 食材解读

猪肉的纤维比较细腻，结缔组织较少，肌肉中含有较多的肌间脂肪，是人们餐桌上重要的动物性食品之一，也是人摄取动物类脂肪和蛋白质的主要来源之一。

## 功效细说

清明时节，饮食方面应以健脾益气为主，而猪肉富含优质蛋白质、碳水化合物、多种维生素和微量元素，具有补中益气、润泽肌肤、益精髓、滋阴等功效，只要烹调方法得当，对人体的补益功效将会得到很好的发挥。

## 选购+储存

◎挑选猪肉时以肉色为粉红色、带光泽、肉身结实、脂肪泛白者为佳。
◎猪肉比较容易变质，购买后最好当天食用，剩下的应放在冰箱中冷冻。

# 草鱼

"暖胃和中。"

——《本草纲目》

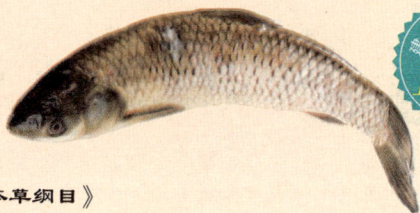

建议每次用量 100克

## 食材档案

**别名** 鲩、油鲩、草鲩、白鲩、草苞。

**性味归经** 性温，味甘，归脾、胃经。

**养生功效** 暖胃和中，平肝，祛风。

**适用人群** 一般人都可食用。

## 食材解读

草鱼是我国四大淡水鱼之一，富含丰富的蛋白质、维生素和不饱和脂肪酸，对人体健康非常有益，适合多种烹调方式，深受大众喜爱。

## 功效细说

中医认为草鱼有暖胃和中、平肝、祛风的功效，非常适合于清明时节食用，对胃有很好的养护作用。广东民间用以与油条、蛋、胡椒粉同蒸，可益眼明目。

另外，草鱼含有丰富的不饱和脂肪酸，对血液循环有利，是心血管病人的良好食物。对于身体瘦弱、食欲缺乏的人来说，草鱼肉嫩而不腻，可以作为开胃、滋补食物以增加食欲，强身健体。

## 选购+储存

◎买草鱼尽量选择体型大一点的品种，因为大一点的草鱼肉更紧致，口感更佳。

◎虽然市场上一般都是活鱼出售，在挑选时尽量选择活蹦乱跳、鱼鳃鲜红、鱼鳞完整、鱼眼透亮的较好，这样的鱼存活时间久一些。

## 食用宜忌

◎头痛者可用草鱼加葱或香菜同煮，能起到一定的辅助治疗作用。

◎草鱼要保证新鲜，且煮时火候不能太大，否则易把鱼肉煮散。

◎肺结核者应慎食草鱼。

### 二十四节气 养生谈

先将草鱼鱼尾煎香，再与青木瓜一起熬汤。此汤可刺激乳腺分泌乳汁，有催乳作用，适合产妇食用。

# 鸡蛋

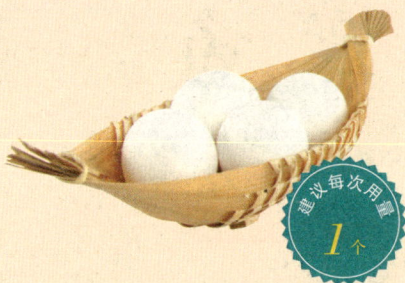

"卵白能清气，治伏热，目赤，咽痛诸疾；形不足者，补之以味，故卵黄能补血，治下痢，胎产诸疾。"

——《本草纲目》

建议每次用量 **1**个

## 食材档案

**别名** 鸡子、鸡卵。
**性味归经** 性平，味甘，归肺、脾、胃经。
**养生功效** 补肺养血，滋阴润燥。
**适用人群** 一般人都可食用。

## 食材解读

鸡蛋几乎含有人体所需的所有营养素，所以它被人们称为"理想的营养库"。鸡蛋是人类最好的营养来源之一，鸡蛋的蛋白质品质最佳，仅次于母乳。

## 功效细说

鸡蛋中含有大量的维生素、矿物质及优质蛋白，营养非常丰富，可健脑益智、保护肝脏、预防和改善动脉粥样硬化、延缓衰老等。清明节吃鸡蛋是一种习俗，象征圆圆满满。在我国一些地方，清明吃鸡蛋就如同端午吃粽子、中秋吃月饼一样重要。

## 选购+储存

◎选购鸡蛋要注意"一看、二摇、三试"，即一看：鲜蛋的蛋壳上附着一层白霜，蛋壳颜色鲜明，气孔明显，反之则为陈蛋。二摇：用手轻轻摇动，没有声音的是鲜蛋，有水声的是陈蛋。三试：将鸡蛋放入冷水中，下沉的是鲜蛋，上浮的是陈蛋。
◎新鲜的鸡蛋在家最好放在冰箱中冷藏，温度一般在4℃左右；鸡蛋存放的位置应该大头朝上，小头朝下，放在蛋托或纸格内，保鲜期1~2个月。

## 食用宜忌

◎鸡蛋最好是蒸着吃或者做蛋花汤吃，这样最容易消化，非常适合儿童、老年人和病人食用。
◎鸡蛋不能生吃，鸡蛋生吃会抑制人体对营养的吸收，造成肠胃不适及过敏反应等潜在风险。

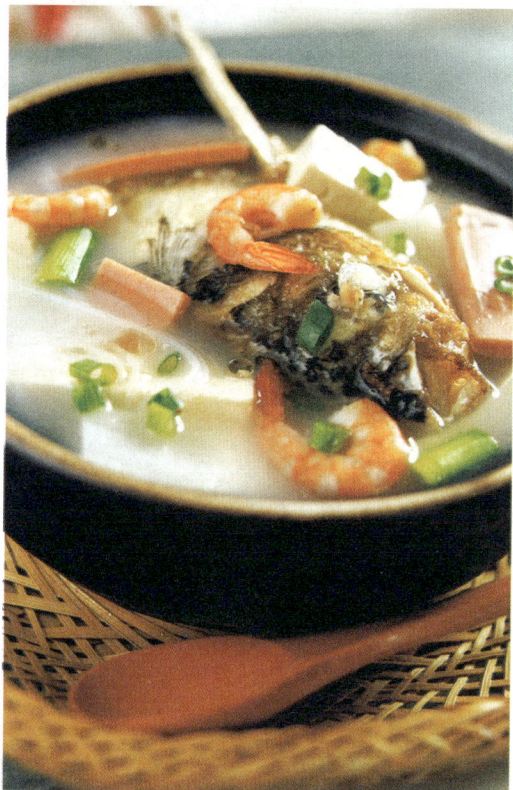

## 砂锅鱼头汤 喝

**材料** 草鱼头1个，豆腐100克，粉丝1小把，虾仁50克，竹笋片、火腿片各20克，姜片、葱段、葱花各适量。

**调料** A：盐适量，料酒2大匙；B：胡椒粉2小匙，料酒2大匙，盐、高汤、香油各适量。

**做法**

1 豆腐洗净后切块；粉丝用温水泡发；虾仁挑净虾线。

2 草鱼头从中剁开，洗净后加入姜片、葱段、调料A，腌入味，入油锅中炸至微黄，放入砂锅中。

3 加入高汤煮沸，撇去浮沫，放姜片、葱段、豆腐、粉丝、火腿片、竹笋片、虾仁和调料B煮熟。最后撒上葱花，再淋上少许香油即可。

## 木瓜牛奶蛋汤 喝

**材料** 木瓜半个，鲜牛奶300毫升，鸡蛋1个。

**调料** 白糖半匙。

**做法**

1 木瓜削皮、去籽后，切成块状，再倒进榨汁机内。

2 鸡蛋打散，搅匀备用。

3 将鲜牛奶、白糖、鸡蛋液一起加入榨汁机中，同木瓜块一起榨汁即可。

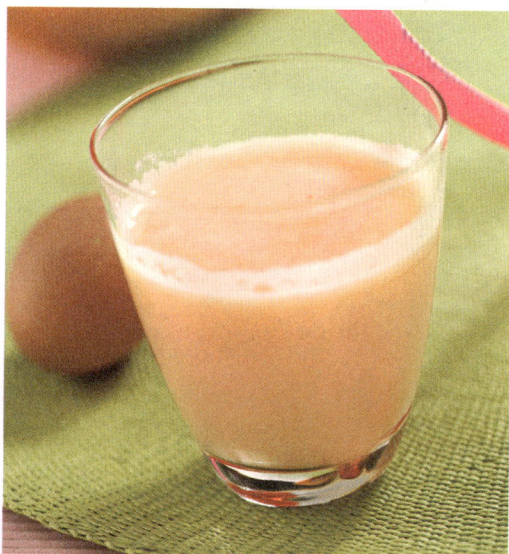

**养生功效**

这道蔬果汁富含胡萝卜素，可抗氧化，美白肌肤，淡化日晒导致的色斑等。清明时节紫外线较强，此饮品具有防晒的功效。

## 谷雨

## ——雨纷纷，防湿邪

**大观间题南京道河亭**

——（北宋）史徽

谷雨初晴缘涨沟，

落花流水共浮浮。

东风莫扫榆钱去，

为买残春更少留。

每年公历的4月20日前后为谷雨节气。谷雨，有"雨水生百谷"的意思。谷雨后，雨量开始增多，五谷得以很好地生长。

古时在我国某些地方，谷雨节有禁杀五毒的习俗。谷雨以后气温升高，病虫害进入高繁衍期，为了减轻虫害对作物及人的伤害，农家一边进田灭虫，一边张贴谷雨贴，进行驱凶纳吉的祈祷。这一习俗在现在的山东、山西、陕西一带仍十分流行，寄托人们诱杀害虫、盼望丰收和祈盼安宁的愿望。此外，古时还有"走谷雨"的风俗，这天人们走村串亲，期待走出一个五谷丰登的好年头。

### ❄ 节气特点

谷雨是春季的最后一个节气，意味着春将尽，夏将至，雨水将紧缺。谷雨期间，广西西部地区、西北地区、华北地区的人们更加渴望雨水。一般年景，晴天多、日照强、蒸发快、空气干，所以此时的雨水"贵如油"。然而在我国长江中下游、江南一带，特别是华南地区，一旦冷空气与暖湿空气交汇，往往会形成较长时间的降雨天气。

谷雨三候："一候萍始生；二候鸣鸠拂其羽；三候为戴胜降于桑。"是说谷雨后降雨量增多，浮萍开始生长，接着布谷鸟便开始提醒人们播种了，然后桑树上就开始见到戴胜鸟。

### ❄ 节令饮食习俗

谷雨这一天有食香椿的习俗。香椿营养丰富、均衡。民间有"常食香椿不生杂病"的说法。采摘香椿或买香椿时一定要选择银色间绿的嫩芽，俗称"香椿芽儿"，用香椿芽炒鸡蛋、拌豆腐、炸香椿鱼是最常见的吃法。香椿一般分为紫椿芽、绿椿芽，尤以紫椿芽最佳。

另外，南方谷雨节气有摘茶的习俗，俗话说"吃好茶，雨前嫩尖采谷芽"。谷雨前采摘的茶叶细嫩清香，味道最佳。谷雨品尝新茶，相沿成习，所以谷雨又名"茶节"。

# 谷雨养生食物

谷雨时节，过于潮湿的空气会让人体由内到外都有不适反应。从中医养生的角度来说，如此潮湿的环境，湿邪容易侵入人体，引发胃口不佳、关节肌肉酸痛等症状。因此，谷雨养生除养肝之外，祛湿也很重要。同时，此时节胃病也多发，要注意预防。

# 芒果

"益胃气，止呕晕。"
——《本草纲目拾遗》

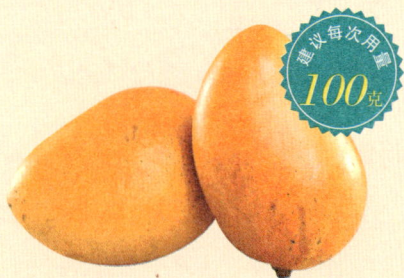

建议每次用量 **100**克

## 食材档案

**别名** 望果、檬果、庵罗果、香盖、蜜望。
**性味归经** 性凉，味酸，归肺、脾、胃经。
**养生功效** 清热生津，解渴利尿，益胃止呕。
**适用人群** 一般人都可食用。

## 食材解读

芒果产于热带地区，其外形为鸡蛋形，也有圆形、肾形、心形；皮色有浅绿色、黄色、深红色；果肉为黄色，有纤维，味道酸甜不一，有香气，汁水多而果核大。芒果集热带水果精华于一身，被誉为"热带水果之王"。

## 功效细说

芒果具有清热生津、解渴利尿、益胃止呕等功效，除了食用外，还具有极高的药用价值，其果皮也可入药，为利尿之剂。

## 食用宜忌

◎芒果一定要吃熟的，因为未成熟的芒果往往含有许多的过敏原和有机酸类刺激物。
◎一次不宜吃太多芒果，即便是芒果不过敏者吃多了，喉咙也会感到麻木不适。

# 香椿

"止泻精尿血、暖腰膝、除心腹痼冷、胸中痹冷、痃癖气及腹痛等，食之肥白人。"

——《日华子本草》

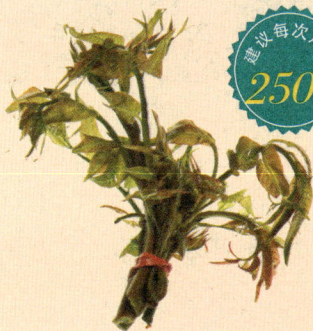

建议每次用量 250克

## 食材档案

**别 名** 香椿铃、香铃子、香椿子。

**性味归经** 性凉，味苦，归肺、胃、大肠经。

**养生功效** 清热解毒，健胃理气，润肤明目。

**适用人群** 一般人都可食用。

## 食材解读

香椿被称为"树上蔬菜"，是香椿树的嫩芽。每年春季谷雨前后，香椿发的嫩芽可做成各种菜肴。它不仅营养丰富，且具有较高的药用价值，有清热解毒、健胃理气的功效。谷雨时节的香椿味道芳香，鲜嫩清脆，口感和营养都很好，能起到醒脾、开胃的作用。

# 蕨菜

"去暴热，利水道。"

——《本草拾遗》

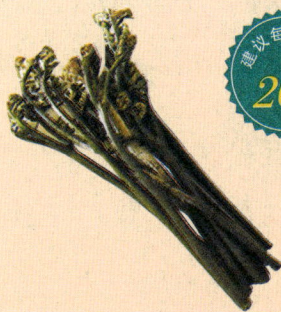

建议每次用量 20克

## 食材档案

**别 名** 拳头菜、吉祥菜、龙头菜。

**性味归经** 性寒，味甘，归肝、胃、脾、大肠经。

**养生功效** 健脾祛湿，清热解毒，止血。

**适用人群** 一般人都可食用，不宜多食。

## 食材解读

蕨菜吃起来不仅鲜嫩滑爽，而且营养价值很高，素有"山菜之王"的美誉。中医认为，蕨菜可健脾、祛痰湿、清热解毒，并可降压，其纤维素有促进肠道蠕动，减少肠胃对脂肪吸收的作用，非常适合谷雨之际食用。不过，蕨菜食用前应用水浸泡2个小时以上；食用时，用开水汆烫一下可去涩味。

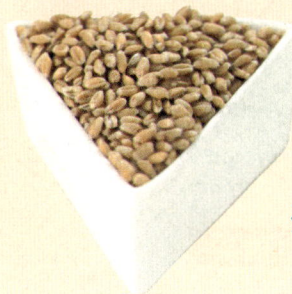

# 小麦

"陈者煎汤饮，止虚汗。"

——《本草纲目》

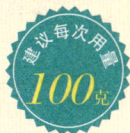

建议每次用量 **100**克

## 食材档案

**别名** 麦米。

**性味归经** 性凉，味甘，归心、脾、肾经。

**养生功效** 养心益肾，除烦止渴，利尿。

**适用人群** 一般人都可食用。

## 食材解读

小麦不仅具有较高的营养价值，药用价值也很高。《本草拾遗》中提道："小麦面，补虚，实人肤体，厚肠胃，强气力。"小麦中所含的B族维生素和矿物质对人体健康很有益处。

## 功效细说

小麦具有很高的药用价值，不仅能养心、益肾、除热、止渴，还具有调理胃肠的作用。另外，小麦中所含的维生素A、B族维生素、膳食纤维及矿物质等营养成分，能强化胰岛素的功能，促进人体糖类代谢。

其中维生素$B_6$可以保护胰岛$\beta$细胞；维生素A可以保护胰岛素细胞免受自由基的破坏；钙负责传达"分泌胰岛素"的讯息。

## 选购+储存

◎选购时要购买符合食品安全规定的产品，并根据不同用途选购不同的专用小麦粉。

◎小麦粉应在干燥通风处保存，开袋后应尽快食用。

◎在切好的洋葱上蘸点干面粉，再入锅炒，炒出的洋葱色泽金黄，美味可口。

## 二十四节气 养生谈

小麦粥对于脾胃虚弱的人来说，是一种很好的食疗选择，可以健脾益气，对于食欲不振、消化不良效果较好。

小麦胚芽是小麦的精华部分，含有丰富的维生素E和B族维生素，可以作为日常的营养补充。

# 红豆

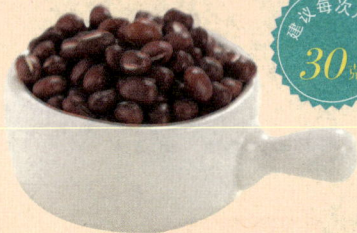

"辟瘟疫，治产难，下胞衣，通乳汁。"
——《本草纲目》

建议每次用量 30克

## 食材档案

**别名** 赤豆、小豆、红小豆。
**性味归经** 性平，味甘、酸，归心、小肠、肾经。
**养生功效** 清热解毒，利水消肿。
**适用人群** 一般人都可食用。

## 食材解读

中国人食用红豆历史久远。红豆饭、红豆粥等都是人们喜爱的主食。红豆富含碳水化合物、蛋白质、维生素等，是补血佳品，被李时珍称为"心之谷"。

## 功效细说

红豆具有利水除湿、消肿解毒排脓、通乳汁以及轻身减肥等功效。另外，红豆还可改善急性黄疸型肝炎患者的肝功能，消除肝硬化引起的腹水等。谷雨宜养肝除湿，所以红豆非常适宜在谷雨时节食用。

## 选购+储存

◎选购红豆时，以豆粒完整、大小均匀、颜色深红、紧实皮薄的为佳。红豆颜色越深，表示铁含量越高，营养价值越高。
◎红豆应存放在干燥处，以免发霉。也可以放在冰箱中保存。

## 食用宜忌

◎红豆与冬瓜煮汤饮用，可辅助治疗全身性水肿。
◎气衰微者、遗尿患者慎用红豆。
◎红豆不宜和羊肚搭配食用，易导致水肿、腹痛、腹泻。

### 二十四节气 养生谈

在中医养生中，红豆可以煮粥、煮汤、制作甜品等，以满足不同人群的口味需求。但要注意，尿频者不宜大量食用红豆。

# 黄瓜

"黄瓜味甘、性凉，能清血除热，解毒消炎。"

——《本草纲目》

建议每次用量
**100**克

## 食材档案

**别　名**　胡瓜、刺瓜、王瓜。

**性味归经**　性凉，味甘，归胃、脾经。

**养生功效**　清热解毒，利水消肿，生津止渴。

**适用人群**　一般人都可食用，是糖尿病人首选的食物之一。

## 食材解读

黄瓜最初称为"胡瓜"，这是因为它是西汉时从西域引进的。黄瓜不但脆嫩清香，味道鲜美，而且营养丰富，是消暑、美容、减肥的佳蔬，许多爱美人士都把它当作水果食用。

## 功效细说

黄瓜具有清热解毒、利水消肿、生津止渴的功效。谷雨节气，人们室外活动量大，全身阳气易生发外越，特别是阴虚患者，易出现口干舌燥、鼻干目涩、眼睛肿痛等症状。这时就可以多食用滋阴的寒凉性食物，如黄瓜以生津润燥。另外，黄瓜中含有的丙氨酸、精氨酸等氨基酸，对肝脏患者的康复很有益处。

## 选购+储存

◎选购黄瓜时，宜选择质嫩，呈棒状，最好是带花的（花冠残存于脐部）。

◎将黄瓜放入保鲜袋中，再放入冰箱的冷藏室保存，温度不能太低。

## 食用宜忌

◎黄瓜中维生素含量较少，因此吃黄瓜时应同时吃些其他蔬果。另外，生黄瓜应少吃，适用量为每天1根。

◎脾胃虚寒、吐泻及病后体弱者禁食。

### 二十四节气 养生谈

《医林集要》中有："老黄瓜一枚，去籽、入硝填满，阴干为末，每次少许吹之。"可治疗咽喉肿痛。

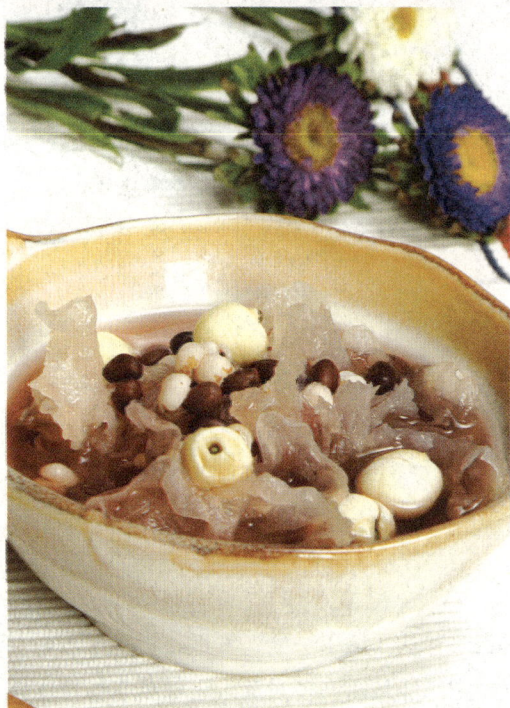

# 薏米红豆粥 喝

**材料** 薏米、红豆各适量，银耳50克，莲子少许。

**调料** 白糖少许。

**做法**

1. 全部材料均用清水泡发涨开，洗净备用。
2. 锅中先放薏米、红豆、莲子煮至熟烂，再加银耳一起煮熟，最后加白糖调味即可。

### 养生功效

薏米、红豆都具有良好的利水、除湿、消肿作用，与具有健脾养心作用的莲子及具有润肺养胃功效的银耳搭配制成养生粥膳，祛湿消肿的作用更强。

# 四色芝香豆粥 喝

**材料** 绿豆、红豆、麦片、黑芝麻各适量，枸杞子少许。

**调料** 白糖或冰糖适量。

**做法**

1. 将绿豆、红豆分别洗净，并浸泡于清水中1~2小时，捞出，备用。
2. 将绿豆、红豆、麦片、枸杞子、黑芝麻与适量水一同放入锅中，煮至黏稠。
3. 将熟时，放入白糖或冰糖调味。

### 养生功效

红豆能利水消肿；绿豆具有清热解毒的功效；黑芝麻能补肝肾、润肠燥。红豆、绿豆与枸杞子、麦片、黑芝麻一起制成的粥膳具有很好的清热生津、利尿解暑、通便等作用。

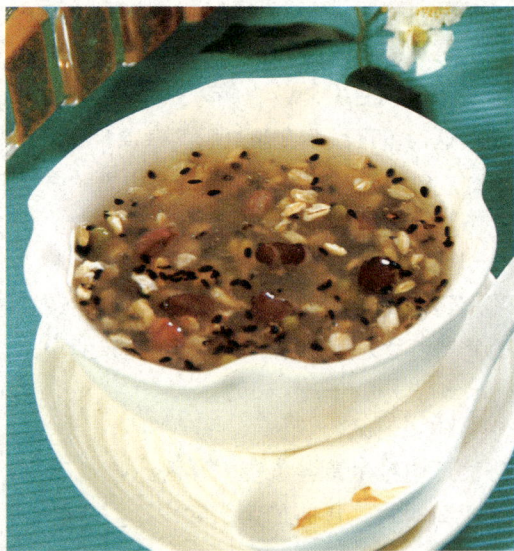

第二章

夏

养阴，养心护体

夏日炎热，阳气盛，人体喜凉，五脏属心，适宜清补。具体来说，夏季饮食宜清淡，可吃些凉拌菜，并多吃鸡蛋、鸭肉、豆制品、白菜、绿豆、扁豆、丝瓜、冬瓜以及各种水果等；也可适当喝些冷饮，但不可过量。另外，长夏脾虚湿重者可多吃些健补脾胃、化除湿邪的食物，如红豆、薏米等。

# 细说 夏季养生要诀

## 夏季养生原则

夏季是一年中阳气最盛的季节，也是人体新陈代谢旺盛的时期，为了适应炎热的气候，皮肤的毛孔会打开，将汗液排出，通过出汗的方式，达到调节体温、适应炎热气候的目的。春夏养阳，即使是在炎热的夏天，仍然要注意保护体内的阳气，更要防止因为过分贪图凉爽，从而伤害了体内的阳气。

## 夏季饮食要诀

中医里属火、属土的炎热夏季，对应人体的脏腑则为心、小肠、脾等，宜以养心为主。

◎**清淡**：夏季天气炎热，因此会造成心烦、消化功能降低，且易出现乏力倦怠、胀气、食欲缺乏等现象，故应以新鲜、清淡、益气饮食为主，避免肥腻的食物。

◎**安神养肺**：一些食物如莲子安神，百合养肺，都适合入菜。黑木耳、扁豆及传统豆腐、芹菜有降火功效，也是夏季菜肴佳品，而食用西瓜、苦瓜、西红柿、黄瓜等瓜果也有好处。

◎**不宜大量食用辛辣食物**：如葱、姜、蒜等辛辣食物不宜大量食用，以免加重肠胃负担。另外"羊肉炉""烧酒鸡"等进补菜，夏天也不适合吃，且乳制食物、高油高盐的油炸食物也要避免。

◎**多喝水**：夏季每天至少应饮用2000毫升的开水，以维持身体电解质平衡。习惯饮用咖啡、茶等饮料的人，由于咖啡利尿、消耗水分，容易造成脱水现象，所以需要补充更多的水来平衡。另外，可多食用有生津止渴作用的酸梅、山楂、乌梅、甘草等。

◎**多吃苦味食物**：因为苦味食物中含有的生物碱，能够消暑清热、促进血液循环、舒张血管，所以夏天以苦味食物入菜，可以清心除烦、醒脑提神，且增进食欲、健脾利胃。苦瓜是最具代表性的苦味食物，有助消化、除热邪、清心明目的作用。苦味食物虽好，但也不要食用过量，否则可能引起恶心、呕吐等症状。

◎**少吃肉**：夏季天气炎热，吃肉容易生痰火。如果吃肉过多，则容易引起营养不均衡和新陈代谢紊乱，易患高脂血症，不利于心脑血管疾病的防治，所以不要吃太多肉。

## 山亭夏日
### ——（唐）高骈

绿树阴浓夏日长，
楼台倒影入池塘。
水晶帘动微风起，
满架蔷薇一院香。

# 立夏

## ——养心气，好心情

每年公历的5月5日至7日为立夏。立夏时节，万物繁茂。《礼记·月令》中解释"立夏"道："蝼蝈鸣，蚯蚓出，王瓜生，苦菜秀。"这也就是所谓的立夏三候："一候蝼蝈鸣；二候蚯蚓出；三候王瓜生。"也就是说，立夏时节首先可听到青蛙在田间的鸣叫声，接着大地上便可看到蚯蚓掘土，然后王瓜的蔓藤开始快速攀爬生长。

## ❄ 节气特点

我国自古习惯以立夏作为夏季的开始。立夏时节，万物繁茂。古有："孟夏之日，天地始交，万物并秀。"而实际上，若按气候学的标准，日平均气温稳定升达22℃以上方为夏季的开始。

## ❄ 节令饮食习俗

我国民间历来有"立夏之日尝三鲜"的习惯，嫩蚕豆就是其中之一。立夏时节，蚕豆普遍成熟，民间认为，吃蚕豆可以壮腰补肾，插秧、耘田时不会吃力。江南很多地方会将烧熟的蚕豆串成项链，让孩子带着出门吃。蚕豆无论当小菜吃，还是当"闲食"吃，都非常美味。尤其宁波人对蚕豆更是情有独钟，在鲜蚕豆上市季节，经常用它来炒咸菜、做夜开花羹或烧笋丝汤吃。另外，江西一带还有立夏饮茶的习俗，认为不饮立夏茶，则一夏苦难熬。

### 二十四节气养生谈

夏季保持充足的睡眠对促进身心健康，提高工作、学习效率具有重要的意义。为了保证充足的睡眠，首先应做到起居有节；其次应注意卧室空气清新；再次要保持平和的心态，力求"心静自然凉"；最后要有一定的午睡时间。

# 立夏养生食物

　　立夏节气天气还不算热，根据个人体质适当进补并无大碍。此时饮食尤其要注意对心的养护。同时，由于人体新陈代谢增快，能量消耗加大，蛋白质的供应也应酌量增加，而且还需辅以清暑解热、护胃养脾的食物。另外，此时节皮肤护理工作也要注意。

## 丝瓜

*"清热化痰，凉血解毒。"*
——《救荒本草》

建议每次用量
100克

### 食材档案

**别名**　天罗、绵瓜、布瓜、天络瓜。
**性味归经**　性凉，味甘，归胃、肝经。
**养生功效**　清热解毒，消肿，化痰，凉血。
**适用人群**　一般人都可食用。

## 食材解读

　　丝瓜能保持皮肤光滑、消除黑斑，有"美人水"之称，是美容的上好材料。

## 功效细说

　　中医认为，丝瓜有清热、解毒、凉血等功效。现代营养学认为，丝瓜富含维生素C，有祛斑、预防青春痘、预防老年斑、延缓皮肤衰老等作用；丝瓜含有皂苷类物质，具有一定的强心作用。因此，立夏时节很适合吃丝瓜。

## 食用宜忌

◎丝瓜汁水丰富，宜现切现做，以免营养成分随汁水流走而影响食用效果。
◎丝瓜的味道清甜，烹煮时不宜加酱油和豆瓣酱等味道较重的酱料，以免抢味。
◎丝瓜不宜生吃，否则易致腹泻。

# 木瓜

> "治吐泻奔豚及脚气水肿，冷热痢，心腹痛，疗渴。"
>
> ——《日华子本草》

建议每次用量 1/4 个

## 食材档案

**别名** 乳瓜、番瓜、铁脚梨。

**性味归经** 性温，味酸，归肝、脾经。

**养生功效** 舒筋活络，化湿和胃。

**适用人群** 一般人都可食用，尤其适合营养缺乏、消化不良、肥胖和产后缺乳者。

## 食材解读

木瓜是抗病保健佳果，果肉厚实、香气浓郁、甜美可口、营养丰富。

## 功效细说

木瓜的乳状汁液中含有一种蛋白酶，它可以帮助人体分解肉类蛋白质，还能消灭人体内的某些细菌，并具有保肝、抗癌的作用。立夏时节多食用一些木瓜，则有助于清热化湿。

## 选购+储存

◎选购木瓜时，一般以大半熟的程度为佳，肉质爽滑可口。购买时可用手触摸，果实坚而有弹性者为佳。

◎木瓜不宜在冰箱中存放太久，以免长斑点或变黑。

## 食用宜忌

◎木瓜最好生吃，熟吃很可能会损失一部分营养成分。

◎孕妇忌食木瓜。

◎木瓜不宜和海鲜一起搭配食用。

## 二十四节气 养生谈

木瓜作为中药材，适合关节疼痛、四肢麻木的人在医生指导下服用，但对木瓜过敏者应避免服用。

# 蚕豆

"补中益气，涩精，实肠。"

——《本草从新》

## 食材档案

**别名** 胡豆、佛豆、胡豆、川豆、罗汉豆。
**性味归经** 性平，味甘，归脾、胃经。
**养生功效** 健脾利湿，止血降压，涩精止带。
**适用人群** 一般人都可食用。

## 食材解读

蚕豆一般认为起源于欧洲地中海沿岸、亚洲西南部和非洲北部，相传为西汉张骞出使西域时传入中国。蚕豆既可以炒菜、凉拌，又可以制成各种小食品当作零食，是一种大众食品，深受人们喜爱。

## 功效细说

蚕豆具有益气健脾、利湿消肿、止血降压、涩精止带的功效。蚕豆中含有调节大脑和神经组织的钙、锌、锰、磷脂等重要成分，有增强记忆力、促进人体骨骼生长发育的作用。正在准备考试的人或是脑力工作者宜多吃蚕豆。

## 选购+储存

储存蚕豆一定要做好防虫工作，要密封保存。新摘的蚕豆要想长期保存须先进行晾晒，当蚕豆水分达到12%以下后，再密封保存。

## 食用宜忌

◎蚕豆不可生吃，也不可多吃，以免引发消化不良。

◎应将生蚕豆多次浸泡或氽烫后再进行烹制。

### 二十四节气 养生谈

蚕豆可煎汤或研末内服，也可以捣敷外用。蚕豆二两、冬瓜皮二两，水煎服可治水肿；蚕豆磨粉，红糖调食，可治膈食。

# 杨梅

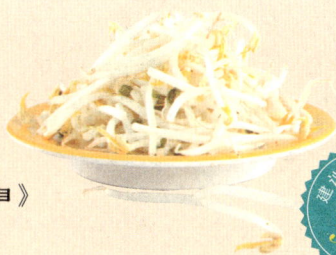

"主去痰，止呕哕，消食下酒。"
　　　　　　　　——《开宝本草》

建议每次用量 **10**克

### 食材档案

**别　名**　圣生梅、白蒂梅、树梅。
**性味归经**　性温，味甘酸，归肺、胃经。
**养生功效**　生津止渴，和胃消食，止吐止痢。
**适用人群**　一般人都可食用。

## 食材解读

杨梅味甘、酸，性温，具有生津止渴、和胃消食、止吐止痢的功效，适合立夏时节食用。另外，现代医学研究表明，杨梅中含有多种维生素、葡萄糖、柠檬酸、乳酸等营养物质，其中维生素C的含量最为丰富，对健康有益。另外，民间常将杨梅干熬汤，喝后可辅助治疗腹泻。

# 绿豆芽

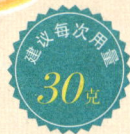

"解酒毒、热毒，利三焦。"
　　　　　　　　——《本草纲目》

建议每次用量 **30**克

### 食材档案

**别　名**　豆芽菜。
**性味归经**　性凉，味甘，归胃、三焦经。
**养生功效**　清热解毒，利水消肿，通利三焦。
**适用人群**　一般人都可食用。

## 食材解读

绿豆芽就是绿豆浸水后发出的嫩芽，能解暑热、调五脏、通经脉、解诸毒、利尿除湿。在夏季高血压和冠心病患者可常食素炒绿豆芽。但是，绿豆芽性寒，易伤胃气，脾胃虚寒者和患有慢性胃肠炎者不宜多吃，并且，在炒绿豆芽时一定要快火快炒；凉拌时最好汆烫一下就出锅，且一定要放醋。这样做都是为了减少营养物质的流失。

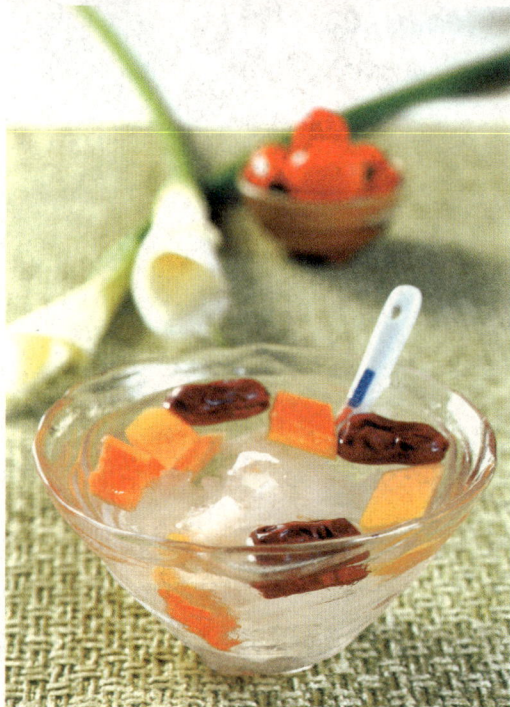

## 莲子红枣木瓜羹 吃

**材料** 木瓜1个，水发银耳30克，红枣、莲子各适量。

**调料** 冰糖适量。

**做法**

① 将木瓜洗净，去皮、籽后切小块备用。

② 银耳用温水泡至完全回软，洗净后备用。

③ 红枣用温水泡发洗净；莲子泡发后，去除莲子心，洗净备用。

④ 锅内放水，加入木瓜块、银耳、红枣、莲子、冰糖，先用大火烧开再改用小火煲1～2小时即可。

## 奶橙木瓜汁 喝

**材料** 牛奶200毫升，木瓜、橙子各1/4个。

**调料** 冰块适量。

**做法**

① 木瓜、橙子分别去皮及籽，切成小丁备用。

② 木瓜丁、橙子丁均放入榨汁机中，加入牛奶，打匀成汁，倒入杯中，加入冰块即可。

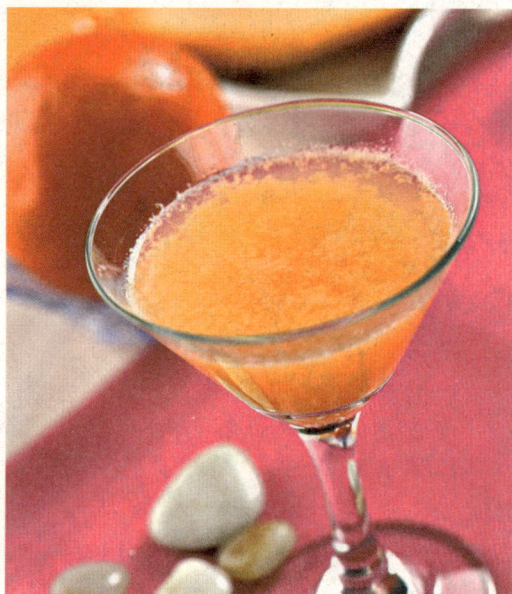

**养生功效**

　　木瓜富含水溶性纤维，可缓解便秘，并且调节血液中的胆固醇和血脂；所含的木瓜酶还能帮助消化。牛奶可补钙质，橙子可以供给大量的维生素，以提高机体的抵抗力。

缲丝行

——（宋）范成大

小麦青青大麦黄，原头日出天色凉。

姑妇相呼有忙事，舍后煮茧门前香。

缲车嘈嘈似风雨，茧厚丝长无断缕。

今年那暇织绢著，明日西门卖丝去。

每年的公历5月21日或22日，太阳到达黄经60°时为小满。《礼记·月令·七十二候集解》："四月中，小满者，物致于此小得盈满。"这时全国北方地区麦类等夏熟作物籽粒已开始饱满，但还没有成熟，开镰收获还需一段时间，所以叫小满。

小满三候："一候苦菜秀；二候靡草死；三候麦秋至。"也就是说，小满节气中，苦菜已经枝叶繁茂，而喜阴的一些枝条和细软的草在强烈的阳光下开始枯死，此时麦子开始成熟。

### ❄ 节气特点

小满时节是从初夏向仲夏过渡的时间，气温明显增高，此时，自然界的植物开始茂盛，春作物也正值生长的旺盛期。小满节气时，黄河中下游等地区还流传着这样的说法："小满不满，麦有一险"，就是指小麦在此时刚刚进入初熟阶段，非常容易遭受干热风的侵害，从而导致小麦灌浆不足、籽粒干瘪而减产。另外，小满时节如若贪凉卧睡很可能会引发风湿病、湿性皮肤病等。在小满节气的养生中，要特别提出"未病先防"的养生观点，就是在未病之前，做好各种预防工作，以防止疾病的发生。

### ❄ 节令饮食习俗

"春风吹，苦菜长，荒滩野地是粮仓。"小满前后是吃苦菜的时节，苦菜是中国人最早食用的野菜之一。《周书》中认为，小满之日苦菜秀。

苦菜有多种吃法，每一种吃法都很受欢迎，而且很多吃法都是流传已久的。比如：宁夏人喜欢把苦菜汆烫至熟，冷淘凉拌，再调上盐、醋、辣椒油或蒜泥，清凉辣香，搭配馒头、米饭一起食用，使人食欲大增；也有用黄米汤将苦菜腌成黄色，吃起来酸中带甜、脆嫩爽口；还有将苦菜用开水汆烫熟，挤出苦汁，用以做汤、做馅、热炒，各具风味。

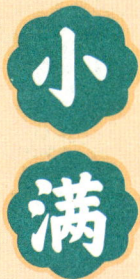

小满

——防湿热，防未病

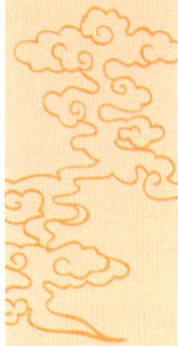

# 小满养生食物

小满时节，天气湿热，是皮肤病的易发期，所以此节气饮食调养宜以清爽、清淡的素食为主，常吃具有清利湿热作用的食物。同时，此节气还要注意不要伤了肺、脾之气，多吃有益肺、脾的食物。另外，此时节雨量增加。下雨后，气温下降，所以要注意气温变化，降温后要添加衣服，以防感冒。

## 薏米

"健脾益胃，补肺清热、祛风胜湿，养颜驻容、轻身延年。"

——《本草纲目》

建议每次用量 **50克**

### 食材档案

**别名** 薏苡仁、苡米、苡仁。
**性味归经** 性微寒，味甘，归脾、胃、肺经。
**养生功效** 健脾渗理，除痹止泻，清热排脓。
**适用人群** 一般人都可食用。

## 食材解读

薏米是常用的一种中药，又是人们常吃的食物，有利水消肿、健脾去湿、舒筋除痹、清热排脓等功效，为常用的利水渗湿药。而且，薏米还是一种美容食品，常食可以使人体皮肤保持光泽细腻，对粉刺、雀斑、老年斑、妊娠斑、蝴蝶斑等都有良好的辅助疗效。

## 功效细说

薏米可以说是非常好的消暑除湿食品。中医认为，小满时节天气开始闷热潮湿，这样的气候最易伤害脾胃功能而导致消化不良、食欲缺乏。小满须防湿，故要经常吃些具有健脾益胃、利湿功效的食物，如薏米。

# 杏

"杏味酸，大热，不可多食，生痈疖，伤筋骨。"

——《食经》

## 食材档案

**别名** 杏实。

**性味归经** 性温，味酸，归心、肺经。

**养生功效** 生津止渴，润肺定喘。

**适用人群** 有呼吸系统问题的人适合食用；癌症患者及术后放化疗的人也适宜食用。

建议每次用量 3～5个

## 食材解读

杏是中国北方的主要栽培果树品种之一，以果实早熟、色泽鲜艳、果肉多汁、风味甜美、酸甜适口为特色，在春夏之交的果品市场上占有重要位置，深受人们的喜爱。杏果实营养丰富，含有多种有机成分和人体所必需的维生素及矿物质，是一种营养价值较高的水果，享有"甜梅"的美誉。

## 功效细说

杏性温，味甘、酸，具有润肺止咳、化痰定喘、生津止渴、润肠通便等功效。杏于每年夏季上市，经常适量吃杏，对防癌保健十分有益。另外，杏为心之果，有心脏病的人宜多食。

## 食用宜忌

◎杏不宜与牛奶、鸡蛋等含蛋白质丰富的食物同时食用，因杏含柠檬酸和果酸较多，易使蛋白质凝固而影响蛋白质的消化吸收。

◎热性体质者、正在发热或身体有炎症者均应尽量避免食用杏。

### 二十四节气 养生谈

野山杏杏肉味酸、性热，有小毒，其杏核均为苦仁，过食会伤及筋骨，甚至会落眉脱发、影响视力，所以肉用杏以甜杏为宜。苦杏仁左右不对称，有自底部发出脉状条纹和细微纵皱，顶端有不明显珠孔，一侧有微突起的条状种脐，种皮薄，富油性，水研磨有苦杏仁特有的香气。而甜杏仁左右对称，种脊明显，种皮较苦杏仁厚，子叶接合处有空隙。

49

# 绿豆

"绿豆，益气，除热毒风，厚肠胃；作枕明目，治头风头痛。"

——《日华子本草》

建议每次用量 **40克**

## 食材档案

**别名** 青小豆。

**性味归经** 性凉，味甘，归心、胃经。

**养生功效** 清热解暑，利小便，解毒。

**适用人群** 一般人均可食用，尤其是热性体质者尤为适宜。

## 食材解读

绿豆因其颜色青绿而得名，在我国已有2000余年的栽培史。由于它营养丰富，用途较多，被称为"济世之良谷"。同时绿豆还是夏季饮食中的佳品，营养、药用价值都非常高。

## 功效细说

中医认为，绿豆有清热解毒、去火消暑等功效。夏季常喝绿豆汤，既可防暑又可利湿祛邪，预防皮肤病的发生。现代医学认为，常食绿豆，对高血压、动脉粥样硬化、糖尿病、肾炎有较好的缓解作用。

## 选购+储存

◎挑选绿豆的时候一定要注意挑选无霉烂、无虫蛀、无变质、表面大小匀称、圆润有光泽者。

◎存放前要先将绿豆晾晒得特别干燥，然后收藏在密封较好的容器中，可防止绿豆生虫。

## 食用宜忌

◎煮绿豆汤不宜用铁锅，以免绿豆皮中的类黄酮和铁离子发生反应后形成颜色较深的复合物。

◎绿豆煮汤的时间不宜过长（用高压锅只要15分钟即可），否则会使大量有机酸、维生素遭到破坏，降低清热解毒的效果。

# 圆白菜

"甘蓝（包心菜），煮食甘美，其根经冬不死，春亦有英，生命力旺盛。"

——《本草纲目》

## 食材档案

**别名** 洋白菜、高丽菜、包菜、包心菜、莲花菜。

**性味归经** 性平，味甘，归脾、胃经。

**养生功效** 健脾养胃，行气止痛。

**适用人群** 一般人均可食用。

## 食材解读

圆白菜有健脾养胃、行气止痛的功效，而且圆白菜中还含有一种"溃疡愈合因子"的物质，有加速溃疡愈合的作用，因此被誉为天然"胃菜"。夏季易发生消化系统疾病，常食圆白菜，对慢性消化系统疾病的患者尤为适宜。

# 苦菜

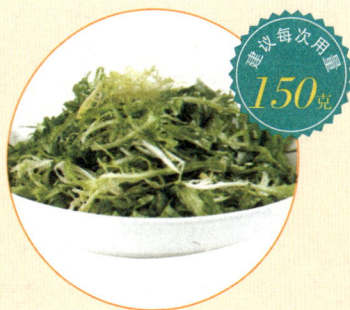

"治血淋痔瘘。"

——《本草纲目》

## 食材档案

**别名** 老鸦苦荬、苦马菜。

**性味归经** 性微寒，味苦，归脾、胃、大肠经。

**养生功效** 清热解毒，凉血，消痈排脓。

**适用人群** 一般人均可食用。

## 食材解读

《本草备要》上说："苦者能泻燥火。"小满节气中，苦菜已经枝叶繁茂，适当吃些苦菜具有清热消肿、凉血排脓、化瘀解毒、凉血止血的作用。

## 食用宜忌

苦菜有解毒、败火的功效，但其性寒，故不宜过量食用。

## 绿豆杏仁汤 喝

**材料** 海带 20 克，绿豆 1 大匙，甜杏仁 10 克，玫瑰花、生姜各少许。

**调料** 红糖 50 克。

**做法**

❶ 将海带、绿豆、甜杏仁洗净浸透；玫瑰花洗干净；生姜切片。

❷ 锅内加水烧开，放入海带、姜片煮一小会儿。

❸ 在瓦煲中加入清水烧开，将海带、绿豆、甜杏仁、玫瑰花放入瓦煲中煮30分钟，调入红糖即成。

## 荷叶扁豆薏米粥 喝

**材料** 扁豆1大匙，荷叶半张，红豆2小匙，山药、木棉花各15克，薏米2大匙，灯心草少许。

**做法**

❶ 红豆洗净；薏米淘洗干净，备用。

❷ 山药去皮，切成块；扁豆洗净；荷叶洗净后撕成小块备用。

❸ 所有材料一同放入锅中，加适量水，以小火煮粥，煮至材料熟透即可。

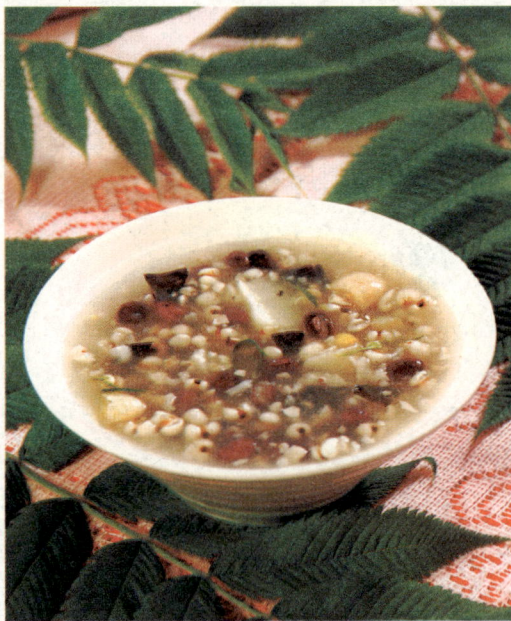

**养生功效**

　　红豆、薏米都具有很好的利湿作用，可消肿、解毒。故这道荷叶扁豆薏米粥具有消暑、祛湿的功效，为夏季清暑的食品。

## 芒种后积雨骤冷三绝·其三

——（宋）范成大

梅霖倾泻九河翻，

百渎交流海面宽。

良苦吴农田下湿，

年年披絮插秧寒。

芒种是反映农业物候现象的节气，表示麦类等有芒作物已经成熟，夏种开始。江南地区芒种节气有"送花神"的习俗，人们认为芒种一过，便是夏日，此时百花开始凋残、零落，人们要在芒种这一天举行祭祀花神的仪式，饯送花神归位，同时表达对花神的感激之情，盼望来年再次相会。

在皖南地区，芒种有安苗祭祀的活动。每到芒种时节，种完水稻，为祈求秋天有个好收成，各地都要举行安苗祭祀活动。家家户户用新麦面蒸发面包，把面捏成五谷六畜、瓜果蔬菜等形状，然后用蔬菜汁染上颜色，作为祭祀供品，祈求五谷丰登、村民平安。

### ❄ 节气特点

芒种期间，除了青藏高原和黑龙江最北部的一些地区还没有真正进入夏季外，我国其他大部分地区都已经进入夏季。

芒种三候："一候螳螂生；二候鹏始鸣；三候反舌无声。"在这一节气中，螳螂在去年深秋产的卵因感受到阴气初生而破壳生出小螳螂；喜阴的伯劳鸟开始在枝头出现，并且感阴而鸣；与此相反，能够学习其他鸟鸣叫的反舌鸟，却因感应到了阴气的出现而停止了鸣叫。

### ❄ 节令饮食习俗

芒种时节有煮梅的习俗，这一习俗在夏朝便已存在。正月开花的梅树在此时已经结出梅子。

由于梅子味道酸涩，很难直接入口，所以需要加工后才可食用。这一加工过程便是煮梅。煮梅的方法有很多种，比较简单的一种是用糖与梅子一同煮，也可用盐与梅子一同煮，比较考究的还要在煮梅的同时加入紫苏。

我国北方产的乌梅很有名气，将其与甘草、山楂、冰糖一同煮，便制成了消夏佳品——酸梅汤。

芒种

——防潮热，强体魄

芒种时节人体新陈代谢旺盛、体力消耗大，再加上天气炎热、潮湿，很多人都会出现"苦夏"的症状，出现食欲缺乏、全身乏力、精神萎靡等状况。此时根据人体的情况及环境的特点，可适当多吃些滋阴的食物，有利于消除"苦夏"。另外，芒种时节是细菌、病毒等病原微生物容易繁殖的季节，因而疱疹性疾病有多发趋势，要注意预防。

# 荞麦

"降气宽肠，磨积滞，消热肿风痛，除白浊白带，脾积泄泻。"

——《本草纲目》

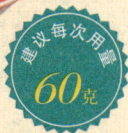

建议每次用量
**60**克

## 食材档案

**别名** 三角麦、乌麦、花荞。
**性味归经** 性凉，味甘，归脾、胃、大肠。
**养生功效** 健脾除湿，消积降气，止汗。
**适用人群** 一般人均可食用，对于糖尿病患者更为适宜。

## 食材解读

荞麦在我国食用的历史十分悠久，可分为普通荞麦和鞑靼荞麦两种。除我国外，荞麦还受到世界各国人民的欢迎。

## 功效细说

荞麦具有健脾除湿、消积降气、止汗等作用。芒种节气出汗较多者，可以多吃荞麦。

## 食用宜忌

◎荞麦粒可以用来煮粥，荞麦面可以做成扒糕、面条、馒头、饺子等。
◎荞麦不宜一次食用过多，否则很容易导致消化不良。

# 樱桃

"能大补元气，滋润皮肤；浸酒服之，治左瘫右痪，四肢不仁，风湿腰腿疼痛。"

——《滇南本草》

建议每次用量 30克

## 食材档案

**别名** 莺桃、含桃、荆桃。

**性味归经** 性温，味甘，归脾、胃、肾经。

**养生功效** 补中益气，祛风除湿，美白祛斑。

**适用人群** 一般人均可食用。

## 食材解读

樱桃是成熟较早的一种乔木果实，号称"百果第一枝"。樱桃成熟时颜色鲜红，玲珑剔透，味美形娇，因其营养丰富，医疗保健价值颇高，又有"含桃"的别称。在水果家族中，一般铁的含量较低，樱桃却卓尔不群，含铁丰富，因而备受青睐。

## 功效细说

樱桃具有补中益气、祛风除湿的功效。夏季宜养心，樱桃中的钾有助于稳定心律，其果肉可以帮助机体排出毒素，增强肾脏的排毒功能，被公认为"排毒水果"。而且樱桃营养丰富，所含蛋白质、糖、磷、胡萝卜素、维生素C等均比苹果、梨高，适宜芒种时节食用。

## 选购+储存

◎选购樱桃时，以表皮光滑有光泽，有隆胀感，无凹陷瑕疵者为佳。另外，品质好的樱桃果蒂连着果实，用力摘蒂才会脱落。

◎樱桃买回来之后，如果一次吃不完，最好将樱桃置于冰箱中保存，以防腐烂。

## 食用宜忌

◎樱桃经雨淋后，内部易生小虫，肉眼难见，最好洗完后用水浸泡5分钟再吃。

◎樱桃虽营养丰富，但不宜多吃，因其含有一定量的有机酸，如过多摄入可能会刺激胃肠道引起胃部不适。

# 西红柿

"生津止渴、健胃消食。"
——《陆川本草》

### 食材档案

**别名** 番茄、洋柿子。
**性味归经** 性微寒，味甘、酸，归肝、肺、胃经。
**养生功效** 清热解毒，健胃消食，降脂降压。
**适用人群** 一般人均可食用。

建议每次用量
2~3个

## 食材解读

西红柿，在国外有"金苹果"的美称。它肉质纤细，酸甜可口，具有很高的营养价值。既是蔬菜又是水果，同时还可加工成西红柿汁、西红柿酱等，是可蔬、可果、可药的保健食品。

## 功效细说

西红柿具有生津止渴、健胃消食、清热解毒、降脂降压的作用。对于肝脏功能不好的人来说，会出现食欲缺乏、厌食等症状，这时，多吃西红柿便可增进食欲。

## 选购+储存

◎选购时以果实饱满圆润、硬实有弹性，表皮无伤疤的西红柿为佳。
◎西红柿易被碰坏，应装进塑料袋中放入冰箱内保存。

## 食用宜忌

◎西红柿性寒，素有胃寒者忌食生冷番茄。
◎不宜食用未成熟的西红柿。
◎西红柿和猪肝搭配会破坏其营养功效。

### 二十四节气 养生谈

西红柿所含的维生素C、芦丁、番茄红素及果酸可降低血胆固醇，预防动脉粥样硬化及冠心病。它含有大量的钾及碱性矿物质，能促进血液中钠盐的排出，有降压、利尿、消肿的作用，对高血压、肾脏病有良好的辅助治疗作用。经常发生牙龈出血或皮下出血的患者，吃西红柿有助于改善症状。

# 菠萝

"消食和胃，止泻。"
——《中华本草》

## 食材档案

**别名** 凤梨、露兜子。
**性味归经** 性平，味甘，微酸，归脾、胃、肾经。
**养生功效** 消暑解渴，消食止泻，利小便。
**适用人群** 除溃疡病、肾脏病、凝血功能障碍者均可食用。

## 食材解读

菠萝是热带和亚热带地区的著名水果，其外形美观、汁多味甜，且有特殊香味，是深受人们喜爱的水果。芒种时节尤其适用。

## 功效细说

初夏正是满街菠萝飘香的时节，菠萝具有生津和胃、解暑益气的作用，而且菠萝中的酶类物质，如溶菌酶、蛋白酶和果胶酶等，能帮助人体分解蛋白质、碳水化合物和纤维素等，促进食物的消化和吸收。

## 选购+储存

◎挑选菠萝要注意色、香、味三方面：果实青绿、坚硬、没有香气的菠萝不够成熟；色泽已经由黄转褐，果身变软，溢出浓香的便是果实成熟了；捏一捏果实，如果有汁液溢出，就说明果实已经变质，不可以再食用了。

◎保存新鲜菠萝宜用报纸包好后，在常温下保存，也可放入冰箱冷藏保存，一般可保存2～3天。

## 食用宜忌

◎菠萝在食用前一定要在盐水中浸泡半小时左右，再用凉开水洗去咸味，这样就能去除过敏原，还能使菠萝更甜。

◎菠萝泡盐水不宜过久，因为菠萝含糖多，而糖溶解在水中会促进细菌生长。

◎菠萝不能和虾一起食用，会刺激肠胃，引起呕吐。

◎菠萝不能和香蕉搭配食用，因为二者搭配钾含量过高。

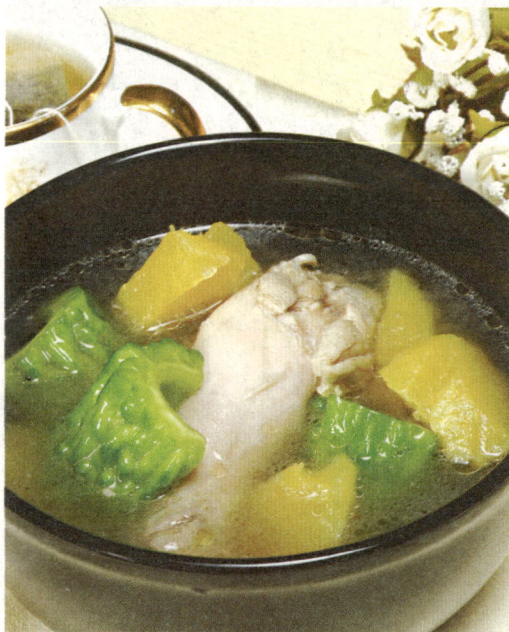

# 苦瓜菠萝鸡 吃

**材料** 苦瓜 200 克，鸡腿 70 克，菠萝 100 克。

**调料** 盐 1 小匙。

**做法**

① 苦瓜洗净，去瓤及籽，切块；菠萝去皮，切块，用淡盐水浸泡 5 分钟。

② 鸡腿洗净，放入沸水中氽烫，捞出备用。

③ 苦瓜块及鸡腿一起放入锅中，加适量水及菠萝块，煮至熟烂，加入盐调味即可。

# 三色清暑汤 喝

**材料** 西红柿、鸡蛋各1个，黄瓜1根，葱花少许。

**调料** 盐、鸡精、香油各少许。

**做法**

① 西红柿洗净，用开水冲烫，去皮后切片；鸡蛋打入碗中搅拌均匀；黄瓜洗净后切成斜片。

② 将油锅烧热，投入葱花，炒出香味后，倒入适量的清水，大火烧开，放入黄瓜片、西红柿片，再次烧开后倒入蛋液，顺时针搅匀成大片蛋花，再加入适量的盐、鸡精、香油调味即可。

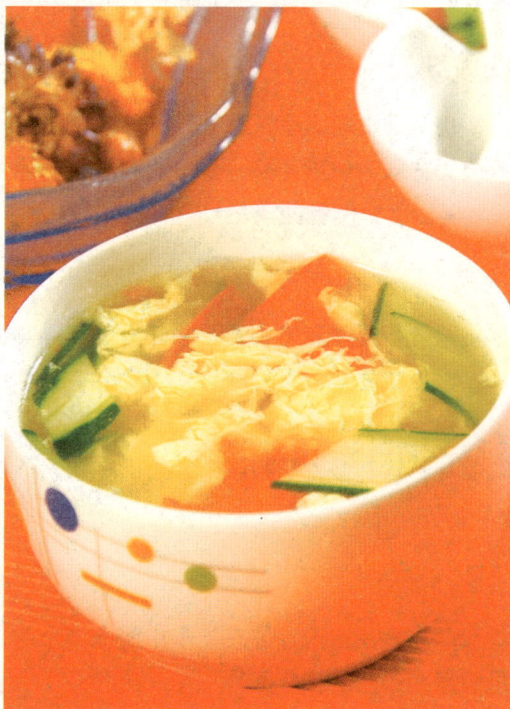

**养生功效**

　　黄瓜有清热、解渴、利水、消肿的作用，西红柿有开胃的功效。在炎热的芒种时节，三色清暑汤会为人们清除烦热，让人胃口大开。

夏至
——（宋）张耒

长养功已极，大运忽云迁。
人间漫未知，微阴生九原。
杀生忽更柄，寒暑将成年。
崔巍干云树，安得保芳鲜。
几微物所忽，渐进理必然。
堪哉观化子，默坐付忘言。

每年的公历6月21日或22日为夏至日，此时太阳直射北回归线，是北半球一年中白昼最长的一天。夏至意味着炎热天气的正式开始，以后的天气会越来越热。

## ❄ 节气特点

夏至是炎热天气的开始，之后将越来越热。夏至以后地面受热强烈，空气对流旺盛，午后至傍晚常易形成雷阵雨。这种热雷雨骤来疾去，降雨范围小，人们称"夏雨隔田坎"。每年的夏至期间，长江中下游、江淮流域都是梅雨季节，频频出现暴雨天气，容易形成洪涝灾害，对生命和财产造成威胁，所以此时节应注意加强防洪工作。

夏至三候："一候鹿角解；二候蝉始鸣；三候半夏生。"鹿的角朝前生，所以属阳。夏至日阴气生而阳气始衰，所以鹿角开始脱落；知了在夏至后开始鼓翼而鸣；半夏（半夏是一种喜阴的药草，因在仲夏的沼泽地或水田中生长而得名）开始生长。

## ❄ 节令饮食习俗

俗话说："冬至饺子，夏至面。"夏至食面，一般指的是面条。《荆楚岁时记》中说："六月伏日进汤饼，名为避恶。"恶是疾病和污秽的意思。伏天苍蝇细菌多，易患肠道疾病，而汤饼（即面）用开水沸煮，趁热吃，这可能是古代伏天污染最少的食品，可减少疾病的发生。南方的面条品种多，如阳春面、肉丝面、三鲜面、油渣面、肉丝炒面、过桥面及夏季的香油凉拌面等。北方则主要是打卤面和炸酱面。

夏至新麦已经登场，所以夏至吃面也有常新的意思。夏至这天，除了吃面食外，有的地方也吃凉粉、凉皮，既防暑又爽口。

夏至
——护阳气，养脾胃

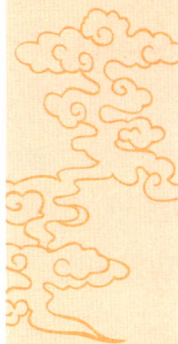

59

夏至饮食一般以温为宜，食暖物即是为了助阳气，符合"春夏养阳"的原则，而且还要多食用一些清凉、消暑的食物，这样既可以生津止渴、清凉解暑，又可以补养身体。此外，夏至时节气温高，人体通过皮肤表面蒸发的水分较多，从而造成机体热平衡紊乱，影响食欲和消化吸收功能，容易引起一些消化系统疾病。

# 燕麦

"甘，平，无毒。滑肠。"
——《本草纲目》

建议每次用量
**40克**

## 食材档案

**别名** 杜姥草、野麦、雀麦。
**性味归经** 性平，味甘，归脾、胃经。
**养生功效** 益肝和胃，止汗。
**适用人群** 一般人都可食用，更适合中老年人。

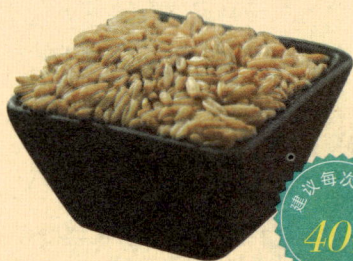

## 食材解读

大部分谷类经过碾制加工后，营养丰富的麸皮与胚芽都会被去除。但是燕麦却不同，经加工后仍能保留胚芽与部分麸皮中的营养元素，因此，燕麦可以做成的各式各样的谷类加工品，深受人们欢迎。

## 功效细说

燕麦中富含两种重要的膳食纤维，即可溶性纤维和非可溶性纤维。可溶性纤维可大量吸纳体内胆固醇，并将之排出体外，从而降低血液中的胆固醇含量，减少高脂血症的产生；非可溶性纤维有助于消化，能预防小孩便秘的发生。夏季小孩食欲不佳，也可食用燕麦调养脾胃。

# 豌豆

"消渴、吐逆，止泄痢，利小便，不乳汁，消痛肿痘疮。"

——《本草纲目》

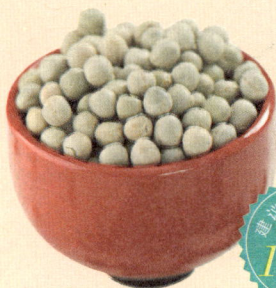

建议每次用量 **150**克

## 食材档案

**别名** 寒豆、青豆、麦豆。
**性味归经** 性平，味甘，归脾、胃经。
**养生功效** 和中下气，利小便，解疮毒。
**适用人群** 一般人都可食用。

## 食材解读

豌豆按用途可分为粮用和菜用两种。菜用豌豆又分为硬荚和软荚两种。硬荚以食用鲜嫩种子为主，种子有圆粒和皱粒两种，皱粒种品质较好；豌豆粒主要以炒食为主，也可制作沙拉等凉菜。软荚种的荚、粒均能食用，荷兰豆就是软荚种的。食荚豌豆（荷兰豆）以炒食为主，也可作为汤面的配菜。

## 功效细说

豌豆营养丰富，是一种高钾低钠的食物，对保护心血管极其有益。另外，豌豆有利小便、解疮毒及消肿的功效，适合夏至时节食用。

## 食用宜忌

◎豌豆所含的钙和磷在豆类食物中较低，而牛肉含钙较多，用牛肉和豌豆一起烹饪出的菜肴，不仅可口，也可营养互补。

◎豌豆不宜一次食用过多，否则容易引起腹胀。

◎心功能不佳者、疮毒者、痈肿者、小便不利者、烦热口渴者等均宜食用豌豆，但是，消化不良、腹胀者，均应慎食豌豆。

## 二十四节气 养生谈

豌豆煮熟沥干水分，加鸡汤压制成泥。4～12个月的宝宝食用，有缓解湿疹的功效。

豌豆50克，大米适量。先煮大米，待水煮沸时加入豌豆，直到豌豆煮熟。可空腹食用，每天2次，对改善女性产后乳汁不足效果显著。

豌豆50克，白酒100毫升。将豌豆研碎，白酒浸泡24～48小时后过滤，取酒汁涂疣体部位，每天5～10次，适用于改善寻常疣。

# 蛤蜊

"清热解毒，收敛生肌。"

——《中华本草》

建议每次用量 50克

## 食材档案

**别名** 花蛤、玄蛤。

**性味归经** 性寒，味咸，归胃经。

**养生功效** 清热解毒，利尿消肿，软坚散结。

**适用人群** 一般人都可食用。

## 食材解读

蛤蜊肉质鲜美无比，被称为"天下第一鲜"和"百味之冠"。蛤蜊的营养特点是高蛋白、高微量元素、高铁、高钙、少脂肪。

## 功效细说

蛤蜊含有蛋白质、脂肪、碳水化合物、铁、钙、磷、碘、维生素、氨基酸和牛磺酸等多种营养成分，是一种低热量、高蛋白的食物。食用蛤蜊后，常有一种清爽宜人的感觉，适合夏至时节食用。

## 选购+储存

选购蛤蜊时，可拿起轻敲，若为"砰砰"声，则蛤蜊是死的；相反，如果为"咯咯"的较清脆的声音，则蛤蜊是活的。

## 食用宜忌

◎蛤蜊一定要确保完全熟透后再食用。

◎蛤蜊等贝类本身极富鲜味，烹制时不需要再加味精，也不宜多放盐，以免失去鲜味。

◎脾胃虚寒导致的腹痛、腹泻者不宜食用蛤蜊。

### 二十四节气 养生谈

蛤蜊肉，煮熟，经常食用，对糖尿病、黄疸、水肿、甲状腺瘤、月经不调等有一定疗效。

生蛤蜊连壳2500克洗干净，生剥取肉，用朱砂1.5克，开水1碗，以瓦盅炖5小时，食肉喝汤，连服40次，可辅助治疗鼻咽癌。

# 白玉豌豆粳米粥 喝

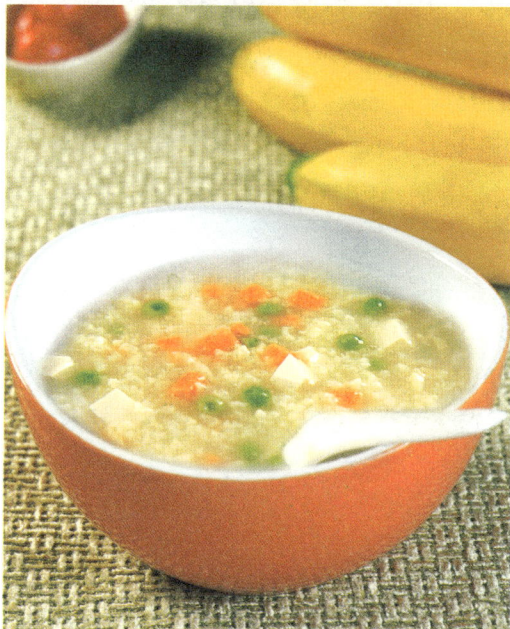

**材料** 粳米半杯，豆腐 200 克，豌豆 3 大匙，胡萝卜半根。

**调料** 盐适量。

**做法**

1. 粳米洗净，用清水浸泡1小时；豆腐切小块；豌豆洗净。
2. 胡萝卜洗净，入锅煮熟捞出，切丁备用。
3. 锅内加入清水煮开，将粳米、豌豆、胡萝卜丁、豆腐块一起下锅，待再沸后，转小火煮成粥，加盐调味即可。

# 燕麦黑芝麻豆浆 喝

**材料** 黄豆50克，燕麦30克，熟黑芝麻10克。

**调料** 冰糖适量。

**做法**

1. 将黄豆用清水浸泡至软后洗净，燕麦淘洗干净后用清水浸泡2小时，熟黑芝麻碾成末。
2. 将泡好的黄豆、燕麦和熟黑芝麻末一同倒入全自动豆浆机中，加适量水煮成豆浆。
3. 将豆浆过滤，加冰糖调味即可。

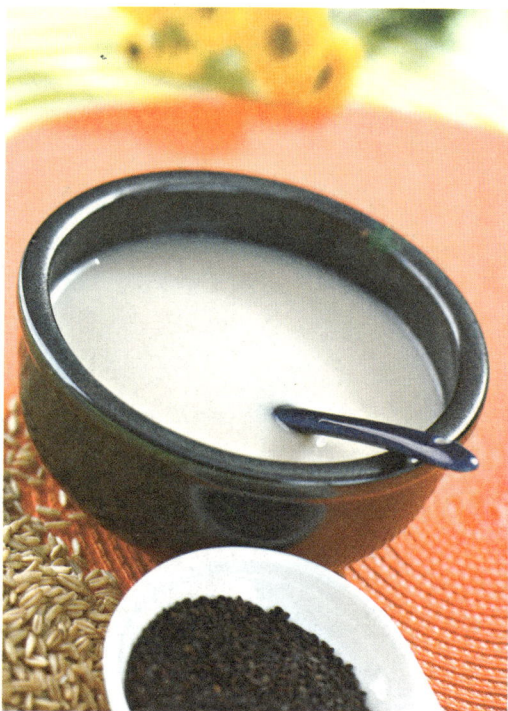

**养生功效**

　　在各种粮食中，燕麦的钙含量很高。妈妈们应该经常用燕麦给宝宝做些食物吃，对宝宝的骨骼发育很有好处。

# 小暑
## ——健脾肺，凝心神

**夏日对雨寄朱放拾遗**

—— （唐）武元衡

才非谷永传，无意谒王侯。

小暑金将伏，微凉麦正秋。

远山依枕见，暮雨闭门愁。

更忆东林寺，诗家第一流。

小暑是相对大暑而言的，古人认为小暑还不是最热的时候，正值初伏前后，故称为小暑。

小暑时节（每年公历7月6～8日），正是萤火虫开始活跃的季节，芦苇下、草丛中都是萤火虫的所在地，只要有绿草、露水的地方，夜晚便可见到那忽明忽暗的点点白光。

### ❄ 节气特点

小暑三候："一候温风至；二候蟋蟀居宇；三候鹰始鸷。"小暑时节大地上便不再有一丝凉风，所有的风都夹带着热浪；由于炎热，蟋蟀离开了田野，到庭院的墙角下以避暑热；老鹰因地面气温太高而在清凉的高空中活动。

### ❄ 节令饮食习俗

过去民间有小暑"食新"的习俗，即在小暑过后尝新米。农民将新割的稻谷碾成米后，做好饭供祀五谷大神和祖先，然后人人吃尝新酒。据说"吃新"乃"吃辛"，即小暑节后第一个辛日。所以，民间有"小暑吃黍，大暑吃谷"之说。

"小暑里的鳝鱼赛人参"，是无锡的传统说法，无锡人素来有在小暑吃鳝鱼进补的传统。鳝鱼生长在水岸泥窟之中，最滋补、最味美的莫过于小暑前后一个月的夏鳝鱼。另外，这个时期往往是慢性支气管炎、支气管哮喘、风湿性关节炎等疾病的缓解期，根据"冬病夏治"的说法，此时用鳝鱼滋补更能起到补中益气、补肝脾、除风湿、强筋骨的作用。

小暑过后全年最热的三伏就到了。头伏萝卜，二伏菜，三伏还能种荞麦；头伏饺子，二伏面，三伏烙饼摊鸡蛋。伏日人们往往食欲缺乏，比常日消瘦，俗谓之"苦夏"，而饺子在传统习俗里正是开胃解馋的食物，所以小暑头伏吃饺子成为传统习俗。山东的某些地方用吃生黄瓜和煮鸡蛋来改善"苦夏"。

小暑时节气候炎热而多雨，由于暑热夹湿，常使脾胃受困，食欲缺乏。再加上气候炎热，使人喜食生冷寒凉之物，易伤及脾胃。所以此时节食物应以甘寒清淡、利湿清暑、少油为宜。而且此时节气温升高，胃肠道疾病多发，要注意预防。

# 黄鱼

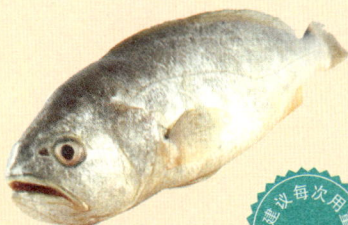

"主下痢，明目，安神。"
——《食经》

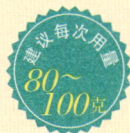

建议每次用量 80~100克

## 食材档案

**别名** 石首鱼、黄花鱼。
**性味归经** 性平，味甘，归胃、脾、肾经。
**养生功效** 健脾，益气，开胃，明目。
**适用人群** 一般人都可食用。

## 食材解读

黄鱼，有大小黄鱼之分，又名黄花鱼。夏季端午节前后是大黄鱼的主要汛期，此时的黄鱼身体肥美，鳞色金黄，发育达到顶点，最具食用价值。

## 功效细说

黄鱼含微量元素硒，能清除人体代谢产生的自由基，延续衰老。对体质虚弱和中老年人来说，食用黄鱼会收到很好的食疗效果，适合夏季食用。

## 食用宜忌

◎用莼菜15克，黄鱼250克，一起煎取浓汁服用，有益气开胃的功效，夏季胃口不好者可以多吃。

◎黄鱼食用过多，容易生痰助湿、发疮助热，所以痰热素盛、易发溃疡者不宜多食。

# 鳝鱼

"治痨伤，添精益髓，壮筋骨。"
——《滇南本草》

### 食材档案

**别名** 黄鳝、罗鳝、蛇鱼。
**性味归经** 性温，味甘，归肝、脾、肾经。
**养生功效** 补虚损，除风湿，强筋骨。
**适用人群** 一般人都可食用，特别适合糖尿病患者。

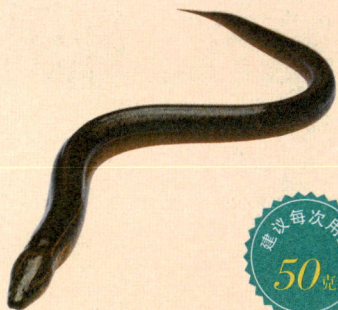

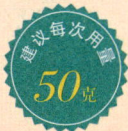

建议每次用量
**50**克

## 食材解读

鳝鱼又称黄鳝，是我国特产。其肉质鲜美，且刺少肉厚，又细又嫩，与其他淡水鱼相比，可谓别具一格。尤其以小暑前后1个月的夏鳝最为滋补味美。

## 功效细说

"小暑里的鳝鱼赛人参"是无锡的一种古老说法，无锡人素来有在小暑吃鳝鱼进补的传统。中医认为，鳝鱼味甘、性温，可补虚损、除风湿、强筋骨，极其适合夏季食用。近年来科学家们还发现，鳝鱼具有显著的降血糖和调节血糖的功效，可作为改善糖尿病的辅助食品。

## 选购+储存

◎挑选鳝鱼时，以表皮柔软、颜色灰黄、肉质细致、闻起来没有臭味者为佳。
◎鳝鱼最好是在宰后立即烹煮食用，因为鳝鱼死后容易产生组胺，引发中毒现象，不利于人体健康。

## 食用宜忌

◎食用鳝鱼时宜搭配蒜瓣、蒜泥。
◎食用鳝鱼一定要注意"熟"，因为其血清中可能含有一些不耐热的毒素，而且可能有寄生虫。因此，鳝鱼宜炖煮，不宜爆炒。
◎风热感冒、上火者不宜多食。

### 二十四节气 养生谈

鳝鱼去骨，剁成肉泥，敷患处，每2～3小时换1次，可辅助治疗老烂腿。

鳝鱼去脏杂后晒干研粉，香油调敷，每天3次，可缓解轻度烧、烫伤。

# 空心菜

"专解野葛毒，生捣服之尤良。捣汁和酒服治难产。"

——《本经逢原》

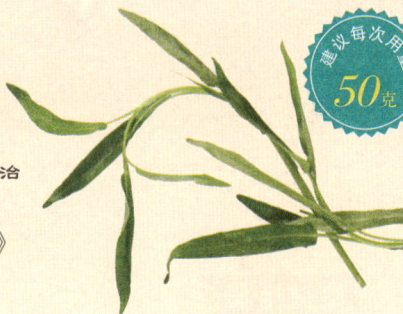

建议每次用量
**50**克

## 食材档案

**别名** 蕹菜、无心菜、通心菜。

**性味归经** 性寒，味甘、平，归肠、胃经。

**养生功效** 清热凉血，解毒，利尿。

**适用人群** 一般人都可食用。

## 食材解读

空心菜为夏秋季节的主要绿叶蔬菜之一，开白色喇叭状花，其梗中心是空的，故称"空心菜"。空心菜所含的叶绿素有"绿色精灵"之称，可健美皮肤，洁齿防龋，堪称美容佳品。

## 功效细说

酷暑天，赤日炎炎，空心菜也就长得更加茂盛。空心菜学名蕹菜，其味甘、性寒、无毒，有清热凉血、解毒、利尿的功效。空心菜可药食两用，其汁还可以治蛇虫咬伤。

## 选购+储存

◎选购空心菜时，以色正、鲜嫩、茎条均匀、无枯黄叶、无病斑、无须根者为优。失水萎蔫、软烂、长出根的为次品，不宜购买。

◎空心菜不耐久放，如想保存较长的时间，可选购带根的空心菜，放入冰箱中冷藏可保存5～6天。

## 食用宜忌

◎空心菜的叶芽最细嫩，叶其次，梗老硬。将空心菜挤汁内服或外敷，可辅助治疗便血、尿血及皮肤湿痒等症。

◎空心菜属于高纤维蔬菜，老年人每天食用量不宜超过200克。

◎体质虚弱、脾胃虚寒者不宜多食空心菜。

# 豇豆

"理中益气，补肾健胃，和五脏，调营卫，生精髓。"

——《本草纲目》

## 食材档案

**别名** 长豆、豆角、角豆、饭豆、腰豆、带豆。

**性味归经** 性平，味甘，归脾、肾经。

**养生功效** 健脾利湿，补肾涩精。

**适用人群** 一般人都可食用。

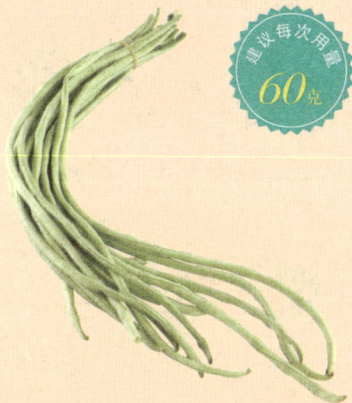

## 食材解读

豇豆又称豆角，分为长豇豆和饭豇豆两种。作蔬菜食用的豇豆品种很多，根据豆荚的皮色不同分为白皮豇、青皮豇、花皮豇、红皮豇等。豇豆一般作为蔬菜食用，既可热炒，又可汆烫后凉拌。豇豆能提供易于消化吸收的优质蛋白质、适量的碳水化合物及多种维生素、微量元素等。

## 功效细说

豇豆是夏季常见菜，其中钾、钙、铁、锌、锰等矿物质含量很多，而且富含维生素C和优质蛋白质及膳食纤维，可以恢复体内酸碱平衡、抗疲劳，适用于常吃宴席者、高脂血症者、喜欢吃肉不爱吃蔬菜者。

## 选购+储存

选豇豆要以新鲜脆嫩、粗细均匀、富有光泽、豆粒饱满、没有虫害者为佳。

## 食用宜忌

◎豇豆不宜烹饪时间过长，以免造成营养损失。

◎豇豆最好不要一次吃太多，以免产气胀肚。

◎豇豆要烹饪至熟透再食用。

## 二十四节气 养生谈

苍术20克、白皮豇豆30克，加水煎两次，将两次煎液混合，分早、中、晚3次温服，连服7天为1个疗程。症状控制后，每隔1天服药1剂，继续服2个疗程。此苍术豇豆饮对改善荨麻疹有很好的辅助治疗功效。

# 桃

"通月经，润大肠，消心下积。"
——《滇南本草》

## 食材档案

**别名** 桃实、毛桃、蜜桃、白桃、红桃。
**性味归经** 性温，味甘、酸，归肺、大肠经。
**养生功效** 益气生津，润肠通便，养颜抗衰。
**适用人群** 一般人都可食用。

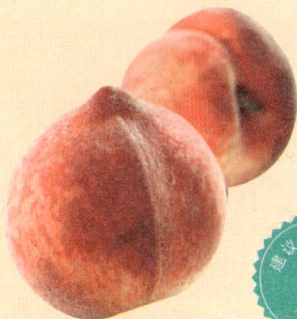

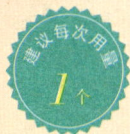

建议每次用量
**1** 个

## 食材解读

桃又称为"寿桃""仙桃""圣桃"和"王母桃"。古人将桃列为五果之首，被称为"天下第一果"。人们常说桃养人，主要是因为桃营养价值高。除了鲜食外，还可加工成果汁、果脯、罐头等；用桃作主料或辅料制作的各种美味菜肴也十分令人喜爱。

## 功效细说

夏季正是桃上市的季节。中医认为，桃味甘、酸，性微温，具有养阴生津、润肠通便、养颜抗衰的功效。桃中还含有丰富的钾元素，可以帮助体内排出多余的盐分，有降低血压的辅助作用。

## 选购+储存

◎ 选购时以果体大、形状端正、外皮无伤、有桃毛、果色鲜亮的桃为佳。
◎ 桃如果过度冷藏会有损美味，所以冷藏于冰箱1~2个小时即可，如果要长时间冷藏的话，要先用纸将桃子一个个地包好，再放入箱子中，避免桃子直接接触冷气。桃如果过熟，甜味并不会增加，所以应在它变软前吃完。

## 食用宜忌

◎为了干净地去除桃毛，吃桃前可用盐直接搓桃的表皮，再用清水冲洗即可。
◎没有完全成熟的桃最好不要吃，吃了容易引起腹胀或腹泻。

### 二十四节气 养生谈

鲜桃3个，削去外皮，加冰糖30克，隔水炖烂后去核，每天1次，可辅助治疗虚痨咳喘。

## 芦笋黄鱼羹 吃

**材料** 小黄鱼净肉 250 克，芦笋、火腿各 50 克，姜末 1 大匙。

**调料** A：高汤 2 大碗，料酒 2 大匙，胡椒粉 2 小匙，盐适量；B：水淀粉适量；C：香油少许。

**做法**

① 小黄鱼净肉处理干净，切成1厘米见方的小丁；芦笋洗净后切丁；火腿也切成1厘米见方的小丁。

② 锅内加调料A及姜末煮开，放入黄鱼丁再煮沸，撇去浮沫，加芦笋丁。

③ 再次煮沸1分钟，淋入调料B，待略有黏性时加入火腿丁。

④ 汤熟后加入调料C即可。

## 蜜桃菠萝汁 喝

**材料** 水蜜桃300克，菠萝50克。

**调料** 蜂蜜适量。

**做法**

① 水蜜桃、菠萝分别用清水洗净。

② 水蜜桃去核，与菠萝一起切成小块备用。

③ 将水蜜桃块、菠萝块一起放入榨汁机中榨汁。

④ 根据个人口味加入适量蜂蜜，搅打均匀后即可饮用。

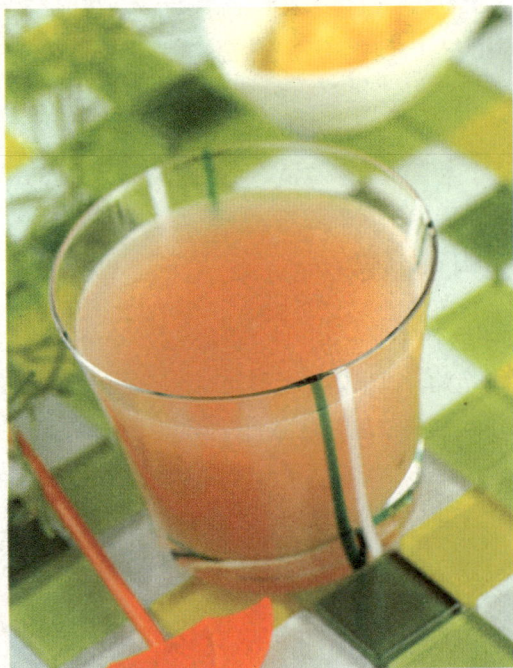

**养生功效**

　　水蜜桃的主要营养成分有蛋白质、脂肪、碳水化合物、B族维生素和胡萝卜素、烟酸、膳食纤维，对肺部保健非常有利，而且有美白的功效，适合这一时节食用。

## 大暑戏赠希古

——（宋）张耒

去年挥汗对淮流，寒暑那知复一周。

土润何妨兼伏暑，火流行看放清秋。

鬓须总白难相笑，观庙俱闲好并游。

只怕樽前夸酒量，一挥百盏不言休。

暑是炎热的意思，大暑，表明它是一年中最热的节气。这一天浙江有送"大暑船"的习俗。

"大暑船"完全按照旧时的三桅帆船缩小比例后建造，船内载各种祭品，50多名渔民轮流抬着"大暑船"在街道上行进，鼓号喧天，鞭炮齐鸣，街道两旁站满祈福的人群。"大暑船"最终被运送至码头，进行一系列的祈福仪式。随后，这艘"大暑船"被渔船拉出渔港，然后在大海上点燃，任其沉浮，以此祝福人们五谷丰登，生活安康。

### ❄ 节气特点

大暑一般处在三伏里的中伏阶段。这时我国大部分地区都处在一年中最热的阶段，全国各地温差不大，刚好与"冷在三九，热在中伏"相吻合。

大暑比小暑更加炎热。据《1971～2000年中国地面气候资料》记录，这30年来每年8月的极端最高气温，除一部分省区的极端最高气温值出现在7月下旬外，绝大部分省区的极端最高气温值都是出现在8月上旬，这正好都处于7月下旬、8月上旬的大暑时期。

大暑三候："一候腐草为萤；二候土润溽暑；三候大雨时行。"大暑时，萤火虫卵化而出（由于时代的局限，古人认为萤火虫是腐草变成的，这是错误的观点）；天气开始变得闷热，土地也很潮湿；时常有雷雨出现。

### ❄ 节令饮食习俗

大暑节气的饮食习俗，各个地方都有自己的特色，如福建莆田人要吃荔枝、羊肉来"过大暑"。湘中、湘北素有一种传统的进补方法，就是大暑吃童子鸡。而我国的台湾地区有在大暑吃菠萝的习俗，因为这个时节的菠萝最好吃，而且有败火的作用。

## 大暑

——治冬病，防暑热

71

# 大暑养生食物

大暑时节气候炎热，万物生长茂盛，人体气血趋向体表，从而形成阳气在外，阴气内伏的生理状态。所以此时食物应着眼于清热、消暑、健脾益胃，选择清淡爽口、利水渗湿、富含营养、易于消化的食物。另外，此节气经常出现持续35℃以上的高温天气，很多地方甚至会更高，所以在此节气中宜饮各种防暑、中暑方。

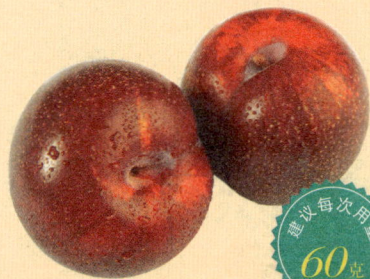

# 李子

"养肝，泻肝，破瘀。"
——《医林纂要》

建议每次用量
**60**克

## 食材档案

**别名** 嘉庆子、嘉应子。
**性味归经** 性平，味甘、酸，归肝、肾经。
**养生功效** 清肝热，生津液。
**适用人群** 一般人都可食用。

## 食材解读

李子饱满圆润，玲珑剔透，形态美艳，口感甘甜，是人们喜爱的传统果品之一。它既可鲜食，又可以制成罐头、果脯食用，是夏秋季节的主要水果之一。

## 功效细说

李子能促进胃酸和胃消化酶的分泌，有促进肠胃蠕动的作用，因而食李子能促进消化，增加食欲，为胃酸缺乏、食后饱胀、大便秘结者的食疗佳品。另外，李子含有多种氨基酸，酸甜可口，鲜食对辅助治疗肝硬化、肝腹水大有好处，适合这一节气食用。

## 选购+储存

挑选李子时，以果皮光亮，颜色半青半红，果肉结实、不发软者为佳。

# 西瓜

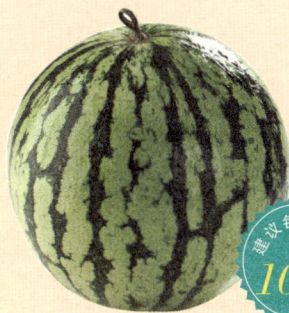

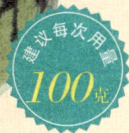

建议每次用量 100克

"解暑除烦，利便醒酒，止渴清热。多食，伤脾助湿，有寒湿者忌之。"

——《本草从新》

## 食材档案

**别　名**　寒瓜、夏瓜、水瓜。

**性味归经**　性寒，味甘，归心、胃、膀胱经。

**养生功效**　清热解暑，除烦止渴，利小便。

**适用人群**　一般人都可食用。

## 食材解读

西瓜堪称"瓜中之王"，味道甘甜多汁，清爽解渴，是盛夏佳果。西瓜除不含脂肪和胆固醇外，几乎含有人体所需的各种营养素，是一种富有营养、味美、食用安全的食品。

## 功效细说

西瓜含大量的蔗糖、果糖、葡萄糖、丰富的维生素C、有机酸、氨基酸以及钙、磷、铁等矿物质，是大暑节气清暑解渴的最佳水果。

## 选购+储存

◎一手托西瓜，另一手轻轻地拍打，或者用食指和中指进行弹打，成熟的西瓜敲起来会发出"咚、咚"的清脆声，不成熟的西瓜敲起来则会发出"嗒、嗒"的声音。

◎西瓜尾部较甜，最不易保存，宜尽早食用。还没剖开的西瓜置于常温下通风处可存放2～7天。剖开后的西瓜宜用保鲜膜包覆放进冰箱，若食用时觉得果肉已软，就不要再吃了。

## 食用宜忌

◎适量饮用西瓜汁可以改善热病伤津、小便不利、高血压等。

◎老年体弱者及婴幼儿均不适宜食用冰镇的西瓜。

◎西瓜刚从冰箱拿出来时最好稍微放置一会儿再吃，以免引起腹泻。

# 牛奶

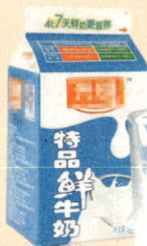
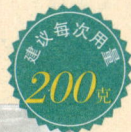

"牛乳性平，补血脉，益心，长肌肉，令人身体康强，润泽，面目光悦，志气不衰。"
——《普济方》

## 食材档案

**别　名**　牛乳。
**性味归经**　性平，味甘，归心、肺、胃经。
**养生功效**　补虚损，益肺胃，生津润肠。
**适用人群**　一般人都可食用。

## 食材解读

牛奶是日常生活中深受人们喜爱的饮品之一，是理想的天然食品。喝牛奶的好处如今已越来越被大众所认识，牛奶中含有丰富的蛋白质以及人体生长发育所需要的氨基酸。

## 功效细说

牛奶有保护心血管健康的作用，经常喝牛奶对冠心病、高血压有改善作用，同时还可以降低心脏病的发生概率，在心血管疾病高发的大暑节气里食用效果尤佳。另外，牛奶还具有美容养颜的功效。

## 选购+储存

◎牛奶经过阳光照射后会提高温度、增加酸度，缩短保存时间，容易变质，并且其维生素含量会遭到极大地破坏。因此，选购牛奶一定要选择有色避光的包装材料。

◎夏日牛奶易变质，通常应放在10℃以下的冰箱内储存。但保存牛奶不宜冷冻，因为解冻后牛奶的蛋白质易沉淀、凝固而变质。

## 食用宜忌

◎喝牛奶时最好吃些饼干、面包或花卷、馒头之类的食物，以免造成胃部不适。

◎牛奶不宜与酸性饮料同饮，否则在胃中会使蛋白质凝固成块。

◎胃切除、肝硬化者、脾胃虚寒泄泻者应慎食牛奶。

◎感冒期间不宜喝牛奶，因为牛奶会使呼吸道痰盛，病情加重。

# 鸭肉

"补虚除热，和脏腑，利水道，主小儿惊痫。"

——《名医别录》

建议每次用量 30克

## 食材档案

**别名** 鹜肉、凫肉。

**性味归经** 性平，味甘、咸，归脾、胃、肺、肾经。

**养生功效** 大补虚劳，滋阴清热，养胃生津。

**适用人群** 一般人都可食用，特别适合虚弱、食少、便秘和有水肿的人食用。

## 食材解读

人们常言"鸡鸭鱼肉"四大荤，可见鸭肉在人们生活中的地位很重要。鸭肉是一种美味佳肴，适于滋补，是许多美味名菜的主要材料。以鸭肉为原料制成的北京烤鸭、南京板鸭、江南香酥鸭等都是广为流传的美味。

## 功效细说

鸭肉是夏令清补佳品之一，既能补充过度消耗的营养，又可祛除暑热给人体带来的不适。

鸭肉最大的特点就是可以清热祛火，所以夏季喝鸭汤最宜人，尤其是低热、虚弱、食少、大便干燥和水肿者，喝鸭汤最有益。

## 选购+储存

挑选鸭肉时以肉厚、结实、具光泽的肉品为佳。

## 食用宜忌

◎有些陈年老鸭不易熟，在锅里放几粒螺蛳肉同煮，任何陈年老鸭都会煮得酥烂，吃起来口感更佳。

◎《饮膳正要》中记载有云："鸭肉不可与鳖肉同食。"因为，鸭肉和鳖同食会令人阳虚，水肿腹泻。

◎鸭肉与当归搭配可补血。

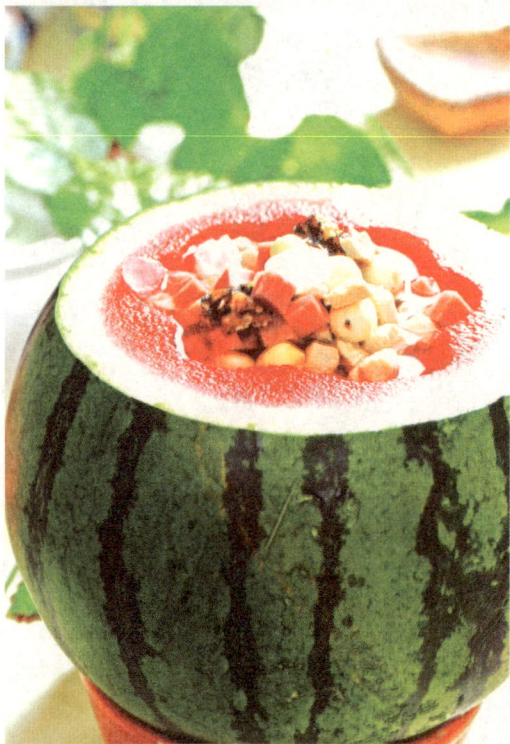

# 鸡肉西瓜盅 吃

**材料** 小西瓜1个,莲子、核桃仁、薏米各30克,熟火腿、鸡脯肉各50克,葱末、姜末各5克。

**调料** 鸡汤200克,米酒1小匙,盐少许。

**做法**

① 西瓜去顶盖,去瓜瓤,做成瓜盅;鸡脯肉、熟火腿切成丁;莲子去皮和莲芯,用热水烫过;核桃仁、薏米洗净后用热水烫过。

② 将鸡脯肉丁、熟火腿丁以及莲子、核桃仁、薏米放入瓜盅。将鸡汤、葱末、姜末、米酒和盐都倒入瓜盅。

③ 将西瓜盅放入煲汤的罐子,盖上瓜盖,置蒸笼蒸1小时即成。

# 清爽菠萝西瓜汁 喝

**材料** 西瓜100克,菠萝80克。

**调料** 柠檬汁1小匙,蜂蜜1大匙。

**做法**

① 西瓜去皮及籽,切小块;菠萝去皮,切小块备用。

② 将西瓜块、菠萝块放入榨汁机中加入30毫升凉开水打匀成汁,滤渣,倒入杯中。

③ 往杯中加入柠檬汁、蜂蜜,调味即可。

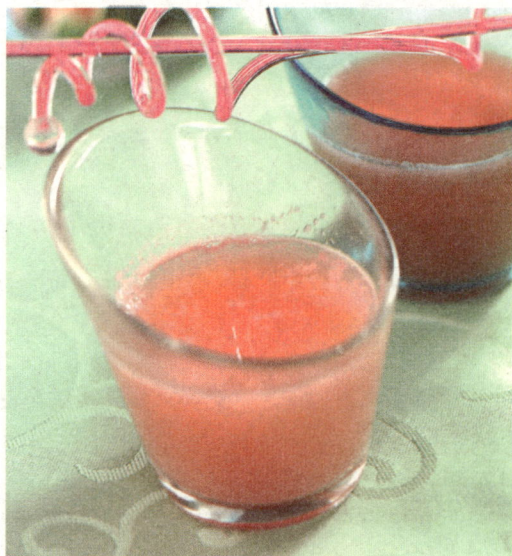

**养生功效**

　　西瓜含有充足的水分,可快速解除口干舌燥的症状,是夏天清爽又解暑的上好果品之一;菠萝膳食纤维含量多。二者配合榨出来的西瓜菠萝汁是消暑解渴、避免口干的佳品,尤其适宜夏季饮用。

第三章

秋

# 滋阴，润肺护胃

秋天气候凉爽，五脏以肺气主时，适宜平补。具体来说，秋季应选用补而不峻、防燥不腻的平补食物，如鱼肉、瘦肉、禽蛋、奶制品、豆类以及山药、蜂蜜、茭白、南瓜、莲子、糯米、黑芝麻、枸杞子等。仲秋时，还可吃些滋阴润燥的食物，如梨、甘蔗、香蕉、荸荠、百合、莲藕、银耳、白萝卜、甲鱼、豆浆、牛奶等。

# 细说 秋季养生要诀

## 秋季养生原则

秋季是丰收的季节，收敛、安静、自省是这个季节的代名词。而秋在五行中属金，对应人体的脏腑则为肺与大肠。入秋后由于气候较干燥，喉咙及皮肤都会明显地感觉到干燥，而经常有燥咳、皮肤干痒的情形发生，所以不论饮食还是保养，都要注意滋润。

## 秋季饮食要诀

中医学里属金的秋季，对应人体的脏腑则为肺、大肠，秋燥宜养肺。

◎**多吃润燥的食物**：因入秋后气候明显开始转凉及干燥，所以饮食上应以可润燥的食物为主，如百合、白果、莲藕、梨等，都是很好的滋阴润燥的食材。有名的润燥药膳，如川贝炖梨，就是取其滋阴润燥的功效，对咽喉干涩不适、咳嗽不停者具有良好的功效。

◎**可多吃酸味食物**：干燥的天气容易使咽喉、皮肤干燥从而让人感觉不适，酸味的食物如乌梅、山楂等，具有生津养阴的作用，很适合秋季食用。

◎**少吃会上火的食物**：要多补充水分，少吃热性会上火的辛辣食物等，可保养皮肤及呼吸系统。

● 秋季饮食养生要注意保湿润燥，多食一些滋阴润燥的食物对身体很有好处。

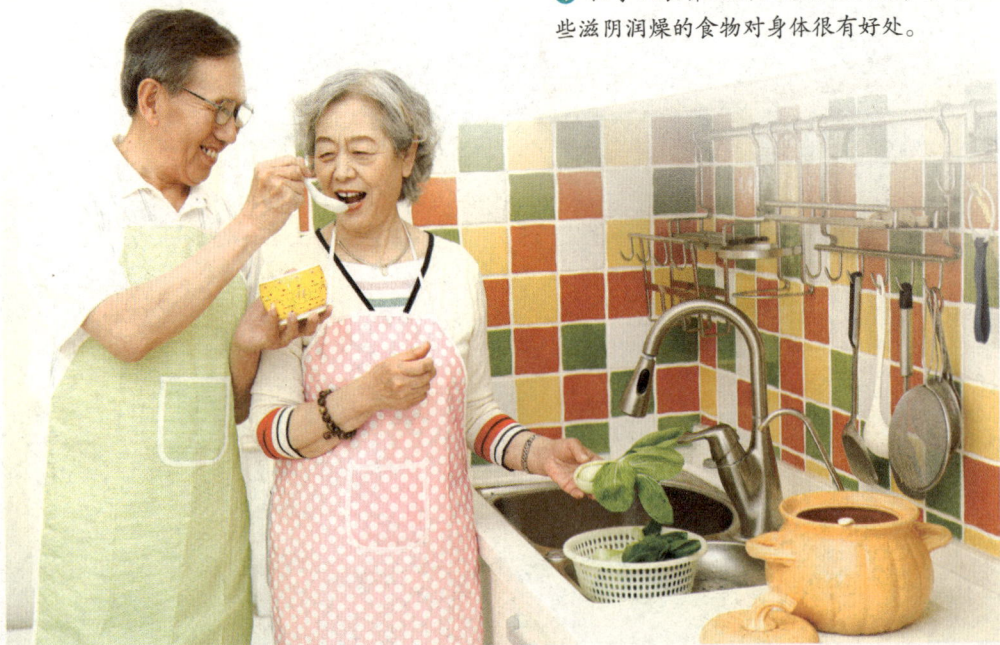

# 立秋

——调精神，敛肺气

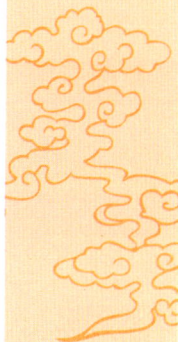

立秋时正值每年公历8月7日前后，从这一天开始，天高气爽，月明风清，气温也开始逐渐下降。由于我国幅员辽阔，纬度、海拔高度不同，实际上是不可能在立秋这一天同时进入凉爽的秋季的。

立秋三候："一候凉风至；二候白露生；三候寒蝉鸣。"立秋过后，不同于盛夏，凉爽的秋风已经来到；大地上早晨会有雾气产生；秋天的寒蝉也开始鸣叫了。

## ❄ 节气特点

立秋时往往盛夏余热未消，秋阳肆虐，特别是在立秋前后，很多地区仍处于炎热之中，故素有"秋老虎"之称。有气象资料表明，这种炎热的气候，往往要延续到9月的中下旬，天气才能真正凉爽下来。因此，立秋后暑气难消，当心"秋老虎"，小心中暑，预防秋乏。

初秋时节，气温差异明显，午后的对流天气及大范围冷空气活动，都会造成气温骤降，从而影响人体的免疫力。因此，立秋也要防止普通感冒和流行性感冒的侵袭。

另外，立秋时节还要注意防暑除湿，养护脾胃，预防胃肠道疾病。

## ❄ 节令饮食习俗

自古以来，立秋就是人们重视的养生大节气，曾流行立秋"吃渣"的说法。"渣"就是一种用豆末和青菜做成的小豆腐，并有"吃了立秋的渣，大人孩子不呕也不拉"的俗语。

另外，立秋时节，在北京、河北一带民间流行"贴秋膘"。清朝时，民间流行在数伏这天以悬秤称人，将体重与立夏时对比来检验胖瘦，体重减轻称"苦夏"。瘦了当然需要"补"，而办法就是"贴秋膘"，即吃味厚的美食佳肴，此时当然首选吃肉，"以肉贴膘"。

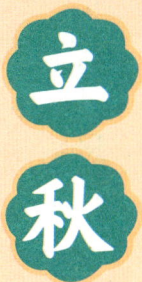

《素问·脏气法时论》说："肺主秋，肺欲收，急食酸以收之，用酸补之，辛泻之。"可见酸味可以收敛肺气，辛味发散泻肺，所以秋天宜收不宜散，要尽量少吃葱、姜等辛味之品，适当多食酸味果蔬。秋季天气干燥，故饮食还应以滋阴润肺为宜。

此外，秋季早晚温差逐渐加大，胸膜炎患者的病情常会在此时加重。而此时肝脏、心脏及脾胃都处于衰弱阶段，所以要加强对这些器官的保养。

# 百合

"安心，定胆，益智，养五脏。"
——《日华子本草》

建议每次用量 9～30克

## 食材档案

**别名** 中庭、重迈、百合蒜、夜合花、白百合。
**性味归经** 性微寒，味甘，归心、肺经。
**养生功效** 养阴润肺，清心安神。
**适用人群** 一般人都可食用。

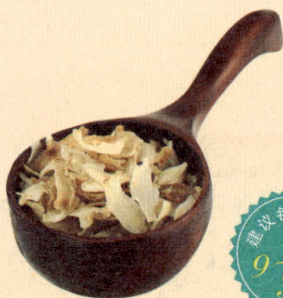

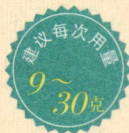

## 食材解读

百合属百合科多年生草本植物，主产于江苏宜兴、湖南邵阳、浙江湖州等地。药用部位为卷丹百合或细叶百合的肉质鳞茎。

一般在秋季采挖，剥取鳞叶，置沸水中略烫，干燥，即为生百合；用炼蜜拌匀，焖透，用小火炒至不粘手，干燥，即为蜜炙百合。

## 功效细说

百合是常用的补阴药材，是老少皆宜的药食佳品，具有清心安神、润肺止咳、促进睡眠的作用，适合秋季食用。

现代药理研究显示，自百合鳞茎中提炼出的生物碱具有一定的抗癌作用。

# 玉米

"玉米为健胃剂。煎服亦有利尿之功。"
——《本草推陈》

## 食材档案

**别名** 苞谷、棒子、玉蜀黍。
**性味归经** 性平，味甘，归胃、大肠经。
**养生功效** 健脾和中，通利小便。
**适用人群** 一般人都可食用。

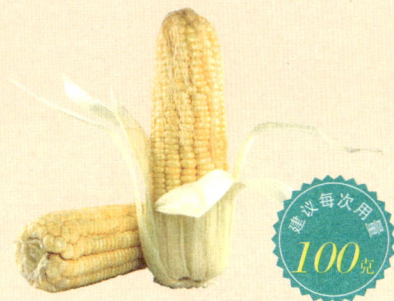

建议每次用量 100克

## 食材解读

玉米是粗粮中的保健佳品，它是全世界公认的"黄金作物"。平时多食玉米对人体的健康颇为有利。

## 功效细说

玉米中的膳食纤维含量很高，具有刺激胃肠蠕动、加速粪便排出的功能，常食可有效预防和改善便秘、肠炎等疾病。中医认为，人在秋季会受到秋燥的侵袭，易导致便秘。为了预防便秘，可以多吃点玉米。

## 选购+储存

◎在挑选玉米时，宜选择果身修长、颗粒饱满且有弹性、色泽金黄者，若有发霉迹象千万不能购买。
◎保存新鲜玉米时宜除去玉米皮、须，然后洗净沥干水，用保鲜膜包好后再放入冰箱中冷藏。

## 食用宜忌

◎玉米的胚尖中含大量维生素E和不饱和脂肪酸，所以吃玉米时一定要把玉米粒中胚尖吃进去。
◎据研究发现，玉米发霉后会产生致癌物质，对人体有害，所以发霉的玉米绝对不能食用。

### 二十四节气 养生谈

煮玉米的水别浪费，玉米水有很好的利尿、清肝火等功效；煮玉米时最好留些玉米须和两层青皮，水的味道和药效会更好。

# 柠檬

"粤语：宜男子（柠檬）似橙而小，二、三月熟，黄色，味极酸，孕妇肝虚嗜之，故曰宜母。"
——《本草纲目拾遗》

建议每次用量 1～2 颗

## 食材档案

**别名** 黎檬子、宜母果、里木子、柠果。
**性味归经** 性温，味酸，归肺、胃经。
**养生功效** 化痰止咳，生津健胃，美容护肤。
**适用人群** 一般人都可食用。

## 食材解读

柠檬的果实汁多肉脆，有浓郁香气，含有丰富的柠檬酸，被誉为"柠檬酸仓库"。在天然美容品中，名气最大、最深入人心的要数柠檬了，所以它又有"护肤皇后"的美誉。

## 功效细说

柠檬汁中含有大量柠檬酸盐，能够抑制钙盐结晶，从而阻止肾结石的形成，也有助于已形成的结石代谢出体外。所以，食用柠檬能预防和缓解肾结石，使部分慢性肾结石患者的结石变小、减少。而且，柠檬富有香气，疲劳时喝一杯柠檬汁，能让人精神一振，还可促进食欲，适合秋乏时食用。

## 选购+储存

◎优质柠檬个头中等，果形椭圆，两端均突起而稍尖，似橄榄球状，成熟者皮色鲜黄，具有浓郁的香气。
◎切开后一次吃不完的柠檬，宜切片放在蜂蜜中或放在冰糖、白糖中腌渍，待日后拿来泡水喝。要注意的是，无论哪种方法都要保证不可沾水，以免使柠檬腐烂。

### 二十四节气 养生谈

取生姜100克，大蒜400克，柠檬3~4个，蜂蜜70克，白酒800毫升。将大蒜蒸5分钟后切片，柠檬去皮后切片，生姜切片，与蜂蜜共浸泡于酒中3个月，过滤后即可饮用。每天30毫升，不可过量饮用。此方祛风散寒解表，适用于风寒感冒的防治。

# 红薯

"补虚乏，益气力，健脾胃，强肾阴。"
——《本草纲目》

建议每次用量 **150**克

## 食材档案

**别名** 甘薯、金薯、地瓜、番薯。
**性味归经** 性平，味甘，归脾、胃、大肠经。
**养生功效** 补脾益气，宽肠通便，生津止渴。
**适用人群** 一般人都可食用。

## 食材解读

秋季是红薯的收获时节，在干燥的秋季来碗红薯粥对身体大有好处。红薯中含有碳水化合物、蛋白质、膳食纤维、胡萝卜素及多种维生素。红薯还含有丰富的赖氨酸，能促进人体新陈代谢，有助于人体生长发育；红薯所含的膳食纤维和果胶有利于肠胃健康。

# 田螺

"利湿热、治黄疸；捣烂贴脐，引热下行，止噤口痢，下水气淋闭。"
——《本草纲目》

建议每次用量 **500**克

## 食材档案

**别名** 田中螺、黄螺。
**性味归经** 性寒，味甘、咸，归肝、脾、膀胱经。
**养生功效** 清热利水，止渴解毒。
**适用人群** 一般人都可食用。

## 食材解读

"秋风起，田螺肥。"中医认为，田螺性寒，能清热利水，解毒止渴，适宜小便不通、水肿的人食用。

现代营养学家研究表明，田螺属低脂肪、高蛋白食物，含有多种人体所需的氨基酸及丰富的钙、维生素A等。

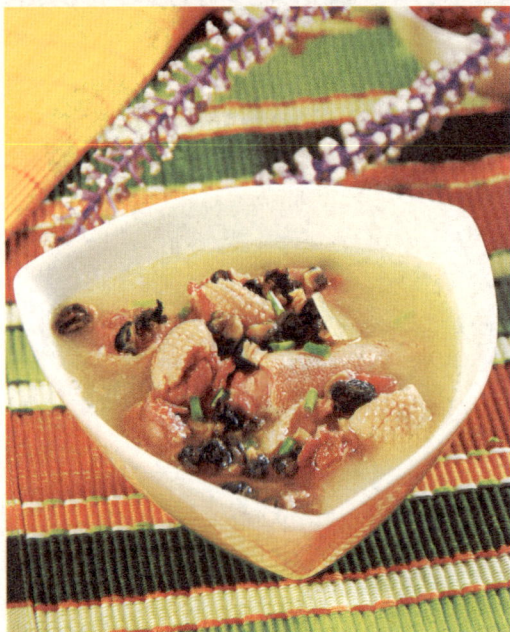

# 田螺老鸭煲 吃

**材料** 田螺 500 克,老鸭 1 只,姜片、葱段各适量。

**调料** 料酒、盐、味精各适量。

**做法**

① 田螺用清水泡2天, 吐净泥沙后, 取螺肉, 洗净备用。

② 老鸭宰杀去毛及内脏, 洗净后切成块, 放沸水锅中汆烫去血水, 捞出备用。

③ 将鸭肉块、田螺肉及葱段、姜片放入瓦罐内, 加清水、料酒、盐, 大火煮沸后改用小火慢煲, 直至鸭肉熟烂, 用味精调味即可。

# 柠檬花生紫米豆浆 喝

**材料** 黄豆浆200毫升, 柠檬1/2个, 紫米50克, 花生10克。

**调料** 冰糖少许。

**做法**

① 将紫米洗净后浸泡3小时; 柠檬洗净, 用果汁机打成汁。

② 将泡好的紫米和花生、黄豆浆一同放入全自动豆浆机中, 加入适量水煮成豆浆。

③ 趁热加入冰糖拌匀, 并滴入柠檬汁即可。

**养生功效**

柠檬是口感酸酸的, 非常清爽, 能美容养颜; 紫米富含多种维生素及铁、锌、钙等矿物质; 花生能增强记忆力, 抗老化, 滋润肌肤, 混合搭配是一道美味营养的饮品。

## 早秋曲江感怀（节选）
### ——（唐）白居易

离离暑云散，

袅袅凉风起。

池上秋又来，

荷花半成子。

处暑

——防秋燥，促睡眠

每年公历的8月23日或24日是处暑。"处"含有躲藏、终止之意，"处暑"表示炎热暑天即将结束。从农业角度看，更有"谷到处暑黄"和"家家场中打稻声"的秋收景象。处暑前后是农历七月十五"中元节"。旧时民间从七月初一起，就有开鬼门的仪式，直到月底关鬼门为止，都会举行普度布施活动。

处暑三候："一候鹰乃祭鸟；二候天地始肃；三候禾乃登。"到此节气时老鹰已经开始大量捕猎鸟类，并像祭祀那样陈列食物；接着天地间万物开始凋零，到处充满了肃杀的气氛；再过几天，黍、稷、粱等农作物也开始成熟了。

### ❄ 节气特点

处暑节气，全国各地气温开始下降，形成下沉、干燥的冷空气，至此宣告我国东北地区、华北地区、西北地区雨季的结束，进入秋季。此时往往出现刮风、降雨天气。

虽然处暑后的绵绵秋雨常会光顾大地，但是我国南方地区在副热带高压的影响下，刚刚感受一丝秋凉的人们往往会在处暑尾声再次经历高温，这就是"秋老虎"。

处暑后太阳的紫外线辐射指数较大，大家千万不要被"秋老虎"伤了皮肤，还要预防秋燥和暑湿。

### ❄ 节令饮食习俗

民间有处暑吃鸭子的传统，做法也五花八门，有白切鸭、柠檬鸭、子姜鸭、烤鸭、荷叶鸭、核桃鸭等。北京至今还保留着这一传统，处暑天，大多数北京人都会到店里去买处暑百合鸭。

鸭子全身都是宝：鸭肉具有滋阴补虚、利尿消肿的功效；鸭血具有补血、清热、解毒的功效，有助于改善食欲缺乏、贫血等；鸭蛋具有滋阴补虚、清热的功效，可以清肺火。

秋天雨水渐少，天气逐渐干燥，在饮食上有所禁忌也可预防秋燥。水果、蔬菜中含有大量的水分，能补充津液，有生津润燥、消热通便的功效。另外，处暑时节易出现咳嗽少痰、鼻燥口干、手脚心热等症状，而且在秋燥的作用下，某些疾病也易复发或加重，如支气管扩张、肺结核等。所以，此节气调养的原则是滋阴润燥。

# 鱿鱼

"祛风除湿，滋补，通淋。"
——《中华本草》

建议每次用量
30～50克

## 食材档案

**别名** 柔鱼、枪乌贼。
**性味归经** 性平，味甘、咸，归肝、肾经。
**养生功效** 滋阴养胃，补虚润肤。
**适用人群** 一般人都可食用。

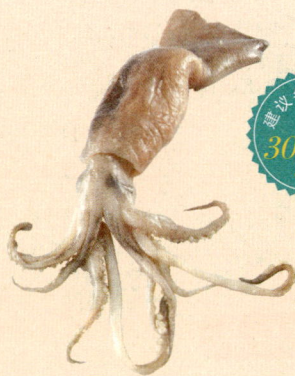

## 食材解读

鱿鱼营养价值很高，是海洋赐予人类的天然水产蛋白质，且必需氨基酸的组成接近全蛋白，是一种营养保健型且风味很好的水产品，其营养价值毫不逊色于牛肉和金枪鱼。

## 功效细说

鱿鱼中含有丰富的钙、磷、铁元素，这些都是维持人体健康所必需的营养成分，对骨骼发育和造血十分有益，可预防贫血；鱿鱼还具有促进肝脏解毒、排毒的功效，可改善肝脏功能。老年人经常食用鱿鱼能延缓身体衰老，适合秋季滋补。

## 选购+储存

选购时，以闻起来没有刺鼻的霉味，体形完整，表面光滑、微有些白粉者为佳。

# 花生

"补中益气，盐水煮食养肺。"
——《滇南本草图说》

建议每次用量 80~100克

## 食材档案

**别名** 落花生、地果、长生果。
**性味归经** 性平，味甘，归肺、脾、胃经。
**养生功效** 润肤化痰，利咽止咳，理气通乳。
**适用人群** 一般人都可食用。

## 食材解读

花生是中国人喜欢的传统食品，有一定的药用价值和保健功能，被古人称为"长生果"。如今，由花生加工制成的花生油、花生饮料、花生酱等制品都深受欢迎。

## 功效细说

花生有润肺化痰、利咽止咳、理气通乳的作用。《药性考》中称其"生研用下痰，炒熟用开胃醒脾、滑肠，干咳者宜餐，滋燥润火。"在咳嗽痰多、肠燥便秘的秋季，可生吃一些花生。

## 选购+储存

◎优质的带荚花生和去荚果仁均颗粒饱满、形态完整、大小均匀。
◎花生容易受潮发霉，产生毒性很强的黄曲霉毒素。所以，花生应储存于低温、干燥处，并经常检查。如发现有变质的，应及时处理。

## 食用宜忌

◎在花生的诸多吃法中以炖吃为最佳，这样更有利于人体吸收其营养物质。
◎花生霉变后含有大量致癌物质——黄曲霉毒素，所以霉变的花生千万不要吃。

## 二十四节气 养生谈

花生有一定的止血作用，适量食用可以起到辅助止血的作用。花生还有扶正补虚、利水消肿、调气养血等作用。虽然花生对身体有益，但要注意食用量，不要一次吃太多，以免增加肠道负担。

# 糯米

"暖脾胃，止虚寒泄痢，缩小便，收自汗，发痘疮。"

——《本草纲目》

建议每次用量
**50**克

## 食材档案

**别名** 糯稻米、江米、元米。

**性味归经** 性温，味甘，归脾、胃、肺经。

**养生功效** 补中益气，健脾养胃，生津止汗。

**适用人群** 一般人都可食用。

## 食材解读

糯米呈乳白色，煮后透明，黏性大，涨性小，一般不做主食，常被人们用来制作糕点、粽子、元宵等风味小吃以及作酿酒的原料，深受人们喜爱。

## 功效细说

中医认为，糯米入脾、胃、肺经，具有补中益气（补脾气、益肺气）、健脾养胃、生津止汗的功效。而且糯米营养丰富，含有蛋白质、脂肪、碳水化合物、钙、磷、铁、维生素$B_1$、维生素$B_2$等，对于秋燥引起的肺部不适有改善作用。

## 选购+储存

◎购买糯米时，宜选择颜色为乳白或蜡白色、不透明，形状为长椭圆形且较细长，硬度较小者为佳。

◎糯米一般常温储存在干燥、避光的环境下。

## 食用宜忌

冠心病、高血压、高脂血症等心血管疾病以及其他慢性病患者，在进食糯米食品时要细嚼慢咽、浅尝辄止；食用后最好喝点茶或吃点水果、蔬菜，以促进消化。

### 二十四节气 养生谈

可用糯米、杜仲、黄芪、枸杞子、当归等酿成"杜仲糯米酒"，饮之有补气提神、美容益寿、舒筋活血的功效。还有一种"天麻糯米酒"，是用天麻、党参配以糯米制成，有补脑益智、护发明目、活血行气、延年益寿的作用。

# 葡萄

"补气，滋肾液，益肝阴，强筋骨，止渴，安胎。"

——《随息居饮食谱》

建议每次用量 100克

## 食材档案

**别名** 草龙珠、蒲桃、山葫芦。

**性味归经** 性平，味甘、酸，归肺、脾、肾经。

**养生功效** 益气补血，养心安神，逐水利尿。

**适用人群** 一般人都可食用。

## 食材解读

葡萄原产于西亚，据说是汉朝张骞出使西域时由中亚经丝绸之路带入我国的，已有两千多年的历史。

葡萄皮薄而汁多，酸甜味美，营养丰富，有"晶明珠"之称。

## 功效细说

中医认为，葡萄性平，味甘、酸，能补气血、强筋骨、益肝肾、利小便、除烦解渴，还可以预防"秋燥"，很适合燥热耗气伤阴的处暑节气食用。

## 选购+储存

◎新鲜且成熟适度的葡萄果粒饱满，大小均匀，用手轻轻提起时，果粒牢固，且落子较少。

◎优质葡萄果浆多而浓，味甜，并且闻起来有香味。

◎葡萄的保存方法依品种不同而不同，一般是放进保鲜袋中再放入冰箱冷藏，这样可保存3～5天。

## 食用宜忌

◎从营养角度说，葡萄皮和葡萄子都含有对人体有益的营养成分，所以，吃葡萄时最好整颗吃，也可把葡萄连皮带子榨成葡萄汁饮用。

◎葡萄干含糖量较高，糖尿病患者不宜多吃。

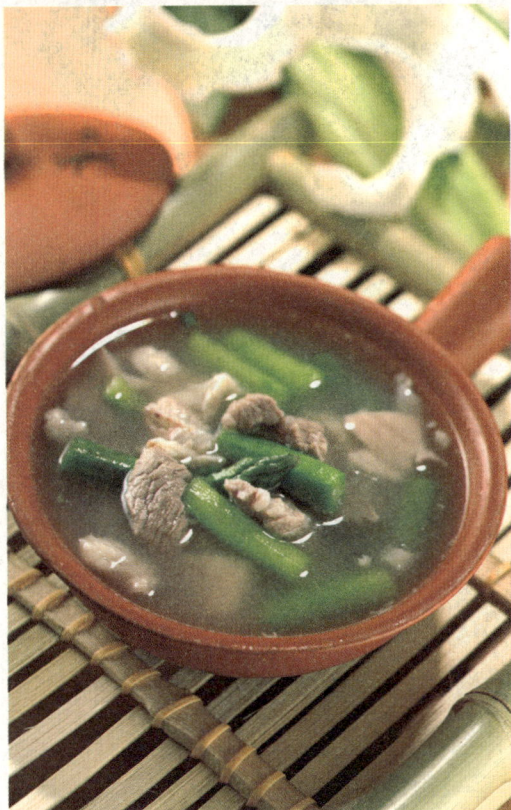

## 芦笋鱿鱼汤 喝

**材料** 芦笋、猪瘦肉、鱿鱼各100克，姜丝少许。

**调料** 盐适量，味精半小匙，胡椒粉少许，料酒2小匙，清汤6杯。

**做法**

1. 把芦笋洗净，切段备用；猪瘦肉洗净切块，待用。
2. 鱿鱼板切花刀，氽烫后捞出。
3. 油锅烧热，下入姜丝、猪瘦肉块翻炒，烹入料酒，倒入清汤6杯煮沸，最后下入其他材料、调料煮至入味即可。

**养生功效**

此汤清凉降火、滋阴养胃，对于减轻秋季烦躁有一定的效果。

## 鸡蛋糯米粥 喝

**材料** 鸡蛋2个，糯米半杯。

**调料** 白糖1大匙。

**做法**

1. 糯米淘净，并用清水浸泡1小时左右；鸡蛋敲破，打散。
2. 糯米放入锅中，加适量水，先开大火煮开，再改用小火煮粥。
3. 粥将熟时，放入白糖，淋入鸡蛋液，稍煮即可出锅食用。

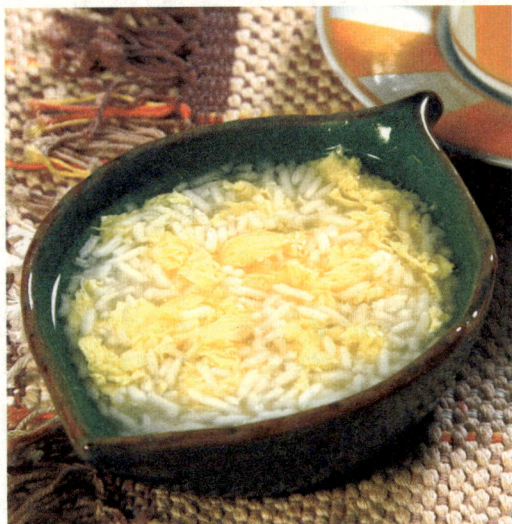

**养生功效**

鸡蛋糯米粥具有宣肺利咽、滋阴润燥的功效，适用于热烦燥咳、口干咽痛等症，十分适合秋燥时节食用。

## 月夜忆舍弟

—— （唐）杜甫

戍鼓断人行，边秋一雁声。

露从今夜白，月是故乡明。

有弟皆分散，无家问死生。

寄书长不达，况乃未休兵。

# 白露

## ——补阴气，防秋寒

每年公历的9月7~9日为白露。白露是典型的秋天节气，从这一天起，露水一天比一天凝重，此节令也因此而得名。

俗语有"白露秋分夜，一夜冷一夜"的说法。此时，昼夜温差增大，白天温度还比较高，夜间温度却已较低，一般昼夜温差在10~15℃。

白露三候："一候鸿雁来；二候元鸟归；三候群鸟养羞。"这个节气正是鸿雁与燕子等候鸟南飞避寒，百鸟开始储存干果粮食以备过冬的时候。

## ❄ 节气特点

进入白露节气后，夏季风逐步被冬季风代替，冷空气转守为攻，暖空气逐渐"退避三舍"。此时，我国北方地区降水明显减少，秋高气爽，比较干燥。

长江中下游地区在此时期，第一场秋雨往往可以缓解前期的缺水情况。但是如果冷空气与台风相会，或冷暖空气势均力敌，双方较量进退维艰时，易形成暴雨或低温连阴雨。

白露过后，燥气渐盛，燥易伤肺，所以，提醒大家要特别注意秋季易发生的鼻腔疾病、哮喘病、支气管病等呼吸道疾病。对于那些过敏体质者，在饮食养生上更要慎重。

## ❄ 节令饮食习俗

福州有个传统叫作"白露必吃桂圆"。民间的意思是，在白露这一天吃桂圆有大补身体的奇效，在这一天吃一颗桂圆相当于吃一只鸡那样补。

白露之前的桂圆个儿大、核小、味甜、口感好，所以白露吃桂圆是再好不过的了。

桂圆俗称"龙眼"，是我国南亚热带名贵特产，俗有南"桂圆"、北"人参"之称。桂圆深受人们喜爱，更被视为珍贵补品。

# 白露养生食物

白露时节，燥气当令，节气养生食谱当以润燥益气为中心。在夏季消耗的体力要靠此季节增加营养来补充，所以此季节人们食欲大增，此时的饮食宜用甘润平和之品，即"平补"。另外，此节气比较干燥，燥邪伤人，容易耗人津液而出现口干、唇干、鼻干、咽干及大便干结、皮肤干裂等症状，所以要特别注意预防一些热病。

## 桂圆

"可开胃益脾，补虚损，增智力。"
——《本草纲目》

建议每次用量 **5**颗

### 食材档案

**别名** 益智、蜜脾、龙眼。
**性味归经** 性平，味甘，归心、脾经。
**养生功效** 益气补脾，养血安神，润肤美容。
**适用人群** 体弱者、女性最适宜食用。

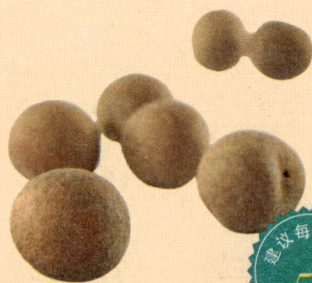

## 食材解读

桂圆有一个常见的名字叫龙眼，因其种子圆墨光泽，种脐突起呈白色，看似传说中"龙"的眼睛，所以得名。桂圆主产于我国南亚热带，其肉质极嫩，汁多甜蜜且营养丰富，是珍贵的滋补佳品。

## 功效细说

桂圆营养丰富，具有益气补脾、养血安神、润肤美容等多种功效，而且白露之前的桂圆品质最佳，口感也不错，所以，白露吃桂圆是再合适不过的。

## 食用宜忌

◎桂圆是温性之物，多食易生内热，所以不能吃得太多。
◎桂圆作为水果宜鲜食，变味的果粒不要吃。

# 猕猴桃

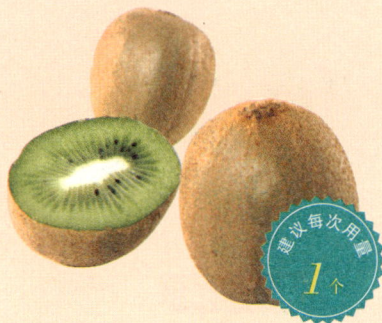

"其形如梨，其色如桃，而猕猴喜食，故有诸名。"

——《本草纲目》

建议每次用量 **1**个

## 食材档案

**别名** 毛桃、藤梨。

**性味归经** 性寒，味甘、酸，归肾、胃、胆、脾经。

**养生功效** 生津润燥，清热止渴，利尿通淋。

**适用人群** 一般人都可食用。

## 食材解读

猕猴桃是猕猴喜爱的一种野生水果，故名猕猴桃，是我国特有的水果之一。因其维生素C含量在水果中名列前茅，故又被称为"维C之王"。猕猴桃中还含有可溶性膳食纤维，可美容瘦身。

## 功效细说

猕猴桃又称奇异果、长寿果、猴子梨等，其性寒，味甘、酸，具有生津润燥、清热止渴、利尿通淋的作用。白露节气常吃酸味的猕猴桃可养肺，还能起到润肺的作用。

## 选购+储存

◎优质的猕猴桃个儿大，肉质细腻，汁多香浓；一般以果实表面无毛最好，软毛次之，硬毛最差。充分成熟的猕猴桃质地较软，有香气。

◎对于尚未软熟的猕猴桃可用塑料袋密封，在常温下放置5天左右，一般能自然熟化；对于暂不食用的猕猴桃，最好用塑料袋包好，保存于冰箱内。

## 食用宜忌

◎猕猴桃一定要放熟后才能食用。猕猴桃的成熟需要几天时间，如果希望它快点成熟，不妨把猕猴桃和已经成熟的其他水果放在一起。

◎猕猴桃不宜一次吃太多，每天吃1～2个即可满足人体所需。

◎猕猴桃性寒，故脾胃虚寒者应慎食。

◎猕猴桃不要与牛奶同食。

# 橘子

*"止消渴，开胃，除胸中膈气。"*

——《日华子本草》

建议每次用量 2～3个

## 食材档案

**别名** 柑橘、蜜橘、朱砂橘、潮州柑。
**性味归经** 性平，味甘、酸，归肺、胃经。
**养生功效** 开胃理气，生津止渴，化痰止咳。
**适用人群** 一般人都可食用。

## 食材解读

　　橘子又称柑橘，橘和柑自古并称，是日常生活中最常见的水果之一。橘子果质优良，含有丰富的维生素。柑橘有宽皮橘类和橙类之分，品系有30多种，常吃可延年益寿、健体强身。

## 功效细说

　　秋天肺气宜收不宜散，秋天要多酸，就是要多吃酸的水果，以收敛肺气。中医认为橘子性平，味甘、酸，入肺、胃经，具有开胃理气、生津止渴、化痰止咳的功效，非常适宜秋天食用。橘子营养也十分丰富，1个橘子就几乎满足人体每天所需的维生素C的量。橘子还具有降血脂、抗动脉粥样硬化等作用，对预防心血管疾病大有益处。

## 选购+储存

◎选购橘子时，以中等大小、颜色橙红或橙黄、皮光滑、用两手指轻压时弹性较好者为佳。

◎橘子可保存的时间很长，置于阴凉通风处，一般可保存2周。

## 食用宜忌

◎橘子含糖量较高，热量较高，一次不宜吃太多，否则易促发口腔炎、牙周炎、大便秘结等。

◎橘子不可与蟹一起食用，否则容易导致痰凝、气滞。

# 南瓜

"甘温，无毒，补中益气。""多食发脚气，黄疸。"

——《本草纲目》

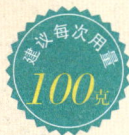

建议每次用量 **100**克

## 食材档案

**别名** 倭瓜、番瓜、麦瓜、饭瓜。

**性味归经** 性温，味甘，归脾、胃经。

**养生功效** 补中益气，解毒杀虫。

**适用人群** 一般人都可食用，肥胖者和中老年人尤其适合。

## 食材解读

在我国，南瓜既当菜又代粮，很受欢迎。近年来，人们发现南瓜营养丰富，不但可以充饥，还有一定的食疗价值，于是土味十足的南瓜得以登上大雅之堂。

## 功效细说

《滇南本草》记载，南瓜入脾、胃二经，能补中气。同时，南瓜内含有维生素和果胶，果胶有很好的吸附性，能黏结和消除体内毒素，从而起到解毒的作用，对于秋燥引起的季节性便秘有改善作用。

## 选购+储存

◎相同体积的南瓜，宜选择重量较重且呈深绿色的。

◎储藏南瓜宜置于阴凉通风处，这样可保存1个月以上。

## 食用宜忌

◎患有蛲虫时，可把南瓜子研成细末，用开水调服，每次1匙，每天2次，连续服用5～6天。

◎南瓜皮不好消化，消化不良的患者食用时最好去皮。

### 二十四节气 养生谈

将南瓜切成小块，捣烂后用纱布挤出汁，加入少许蜂蜜和清水，调匀后搽在脸上，约半小时后洗净，每周3～5次，可以起到美容的作用。

## 黑豆桂圆红枣汤 喝

**材料** 黑豆 50 克，桂圆肉 15 克，红枣 50 克。

**调料** 冰糖适量。

**做法**

① 黑豆用清水洗净，浸软。

② 桂圆肉、红枣分别洗净。

③ 把材料全部放入砂锅里，加适量水，小火慢煲熟后放入冰糖，拌匀即可。

**养生功效**

本汤品有益气补血的作用，适合白露节气食用。

## 柑橘甘蔗汁 喝

**材料** 柑橘2个，甘蔗半根，百香果1颗，柠檬1/6个。

**做法**

① 将百香果、柑橘果肉分别挖出，放进杯子；甘蔗、柠檬分别去皮，切成块。

② 将所有材料放入榨汁机中搅打成汁即可。

**养生功效**

此果汁具有滋阴养肺、润燥生津的功效，不失为秋季养生保健的最佳饮品之一。

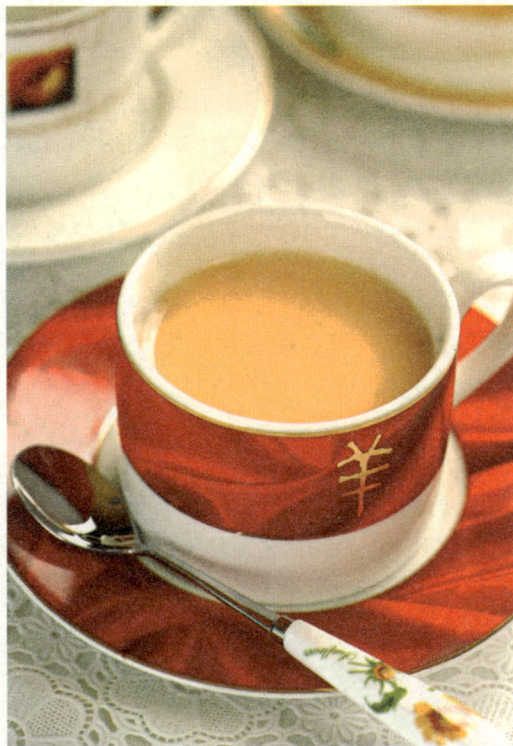

## 道中秋分
### ——（清）黄景仁

万态深秋去不穷，客程常背伯劳东。
残星水冷鱼龙夜，独雁天高闾阖风。
瘦马羸童汗浡浡，高原古木听空空。
欲知道路看人意，五度清霜压断蓬。

每年公历的9月22～24日为秋分。秋季降温快，使得秋收、秋耕、秋种的"三秋"大忙显得格外紧张。在我国华北地区有句农谚："白露早，寒露迟，秋分种麦正当时。"在江南地区也有句农谚："秋分天气白云来，处处好歌好稻栽。"

秋分三候："一候雷始收声；二候蛰虫坏户；三候水始涸。"秋分时阴气开始旺盛，雷声停止；接着天气变冷，蛰居的小虫开始躲入洞穴中，并用土把洞口堵上；再过几日，雨水开始减少，一些沼泽及水洼处便处于干涸之中。

### ❄ 节气特点

秋分时节，我国长江流域及其以北的广大地区，日平均气温都降到了22℃以下，为物候上的秋天了。此时，来自北方的冷空气团已经具有一定的势力，全国绝大部分地区雨季已经结束。从这一天起，气候主要呈现三大特点：北半球昼短夜长的现象将越来越明显；昼夜温差逐渐加大，幅度可能会高于10℃；气温逐日下降。

秋分之后，"一场秋雨一场寒，十场秋雨穿上棉。"因此，养生保健特别要注意防止寒凉之气伤身。秋分之后的日降水量不会很大，秋燥便成为气候主流，不少人难以避免地会出现鼻干、咽干、咽痒、皮肤干燥等问题，因此秋分还要继续预防秋燥。

### ❄ 节令饮食习俗

秋分前后正逢中秋佳节。中秋节的传统食品是月饼，月饼是圆形的，象征团圆，表达了人们对全家团聚的美好愿望。"八月十五月儿圆，中秋月饼香又甜"，这句名谚道出了中秋之夜全国人民赏月吃饼的习俗。不过月饼最初是用来祭奉月神的祭品，后来人们才逐渐把中秋赏月与品尝月饼作为家人团圆的象征。渐渐地，月饼也就成了节日的礼品。

秋
分

——调阴阳，护脾胃

# 秋分养生食物

秋属肺金，酸味收敛补肺，辛味发散泻肺，秋日宜收不宜散，要尽量少食葱、姜等辛味的食物，适当多食酸味甘润的果蔬。同时秋燥津液易伤，根据个人体质可选用甘寒滋润之品。此外，秋分后天气骤转，身体也会受影响，易引发口臭、慢性咽炎等常见病，要注意预防。

# 白萝卜

建议每次用量 50～100克

"主吞酸，化积滞，解酒毒，散瘀血，甚效。"
——《本草纲目》

## 食材档案

**别名** 菜菔、罗服。
**性味归经** 性凉，味辛、甘，归胃、脾、肺经。
**养生功效** 下气宽中，清热生津，开胃健脾。
**适用人群** 一般人都可食用。

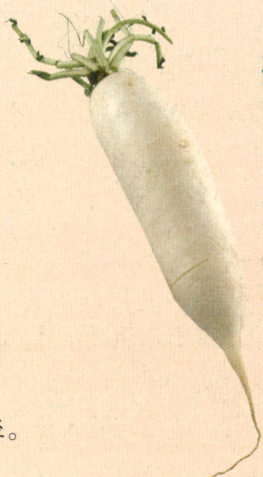

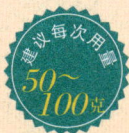

## 食材解读

我国是萝卜的故乡，早在《诗经》中就有关于萝卜的记载。俗语说"萝卜上了街，药店不用开"。可见，萝卜是地道的保健食品，食用、药用两相宜。

## 功效细说

中医认为，白萝卜有下气宽中、利胸膈、润肠胃等功效，适合秋分节气食用。现代研究表明，白萝卜中的膳食纤维可促进胃肠蠕动，有助于体内废物的排出。

## 选购+储存

选购时，以个体大小均匀，外表洁净光滑无裂痕、无须根，用手指轻弹有清脆声的白萝卜为佳。

# 竹笋

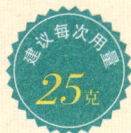

建议每次用量
**25**克

"治消渴，利膈下气，化热消痰爽胃。"
——《本草纲目》

## 食材档案

**别名**　竹肉、竹胎、竹萌。
**性味归经**　性微寒，味甘，归胃、大肠经。
**养生功效**　清热化痰，宽胸利膈，益气和胃，润肠通便。
**适用人群**　肥胖和习惯性便秘的人尤为适用。

## 食材解读

竹笋是竹子刚从土里钻出来的嫩芽，一年四季皆可食用，但相较而言，春笋、冬笋味道最佳，是人们喜欢的佳肴之一，自古以来就有"山珍"之誉，又有"素菜第一品"的美称。

## 功效细说

中医认为，竹笋具有清热化痰、宽胸利膈、益气和胃、治消渴、利水道、通便的功效。现代医学认为，竹笋低脂肪、低糖、高纤维，经常食用有利于身体健康，尤其是秋分节气很适合食用。

## 选购+储存

◎优质的竹笋壳呈黄色，肉嫩。笋肉以白色最好，黄色次之，绿色最差。新鲜的竹笋节与节之间距离越短，则笋肉越嫩厚。另外，新鲜竹笋的竹皮紧贴，外表平滑，底部切口较白；若底部切口呈深黄色，黄中泛青，则较老，口感也差。
◎存放竹笋时不要剥皮，否则就会失去清香味。

## 食用宜忌

◎竹笋含草酸较多，宜以沸水汆烫以去除草酸，再烹炒食用，有利于钙的吸收。
◎胃溃疡、胃出血、肾炎、尿结石、肝硬化、肠炎、低钙、骨质疏松、佝偻病者一次均不宜多食竹笋。
◎竹笋性寒滑，哮喘者、胃寒者、稀泻者宜少吃或不吃。

# 苹果

"益胃，生津，除烦，醒酒。主津少口渴，脾虚泄泻，食后腹胀，饮酒过度。"

——《中华本草》

建议每次用量 **1~2个**

## 食材档案

**别名** 柰、滔婆。

**性味归经** 性凉，味甘、酸，归脾、胃、心、肺经。

**养生功效** 生津止渴，润肺除烦，健脾益胃。

**适用人群** 一般人都可食用。

## 食材解读

苹果酸甜可口，营养丰富，是日常生活中最常吃的水果之一。它的营养价值和医疗价值都很高，被越来越多的人称为"大夫第一药"。

## 功效细说

中医认为，苹果具有润肺、生津、止渴、除烦等功效。现代营养学认为，苹果含有蛋白质、脂肪、碳水化合物、膳食纤维、多种维生素、锌、钙、钾、镁以及苹果酸、柠檬酸、赖氨酸、果酸胶、谷氨酸等。可见，苹果适宜秋季食用。

## 选购+储存

◎选购苹果时，应挑选个儿大适中、果皮光洁、颜色艳丽、软硬适中、果皮无虫眼和损伤、肉质细密、气味芳香者。

◎苹果带回家后应从塑料袋中取出，置于阴凉通风处保存。

## 食用宜忌

◎吃苹果的最佳时间是在两餐之间。

◎苹果不宜和白萝卜搭配食用。

◎虽然苹果醋有减肥功效，但尽量别空腹喝。

### 二十四节气养生谈

苹果去皮、核，捣烂为泥，每日50克，分4次服食，连续服食3~5天，可缓解轻度腹泻或便秘。

鲜苹果60克，大米30克炒黄，与水同煎代茶饮，可缓解妊娠呕吐。

# 柿子

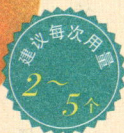

"润心肺，止渴，涩肠，疗肺痿，心热，嗽，消痰，开胃。"

——《日华子本草》

## 食材档案

**别名** 柿果。

**性味归经** 性寒，味甘，归肺、心、大肠经。

**养生功效** 清热去燥，润肺化痰，生津止渴，涩肠。

**适用人群** 一般人都可食用，糖尿病人勿食。

建议每次用量 2～5个

## 食材解读

柿子是人们比较喜欢食用的果品，甜腻可口，营养丰富。秋天是吃柿子的季节，柿子不仅营养丰富，还可以入药。在临床和民间，常用柿霜来改善肺热咳嗽、口舌生疮等症状。不少人还喜欢在冬季吃冻柿子，别有味道。

# 猪血

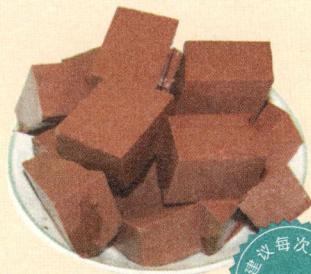

"平肝潜阳、行气健脾。"

——《名医别录》

## 食材档案

**别名** 血豆腐、血花。

**性味归经** 性平，味咸，归心、肝经。

**养生功效** 补血止血，养心镇惊，息风，下气。

**适用人群** 一般人都可食用。

建议每次用量 200～300克

## 食材解读

秋季容易出现便秘的症状，而猪血含有铁、锌、钙、锰、铜等多种矿物质，有通便的功效。猪血中的血浆蛋白在肠道内消化分解，未被消化的剩余残渣会吸收大量水分，同时还可吸附肠内的有害物质，如混在食物中的金属微粒、粉尘等，使之一起转化为粪便，排出体外。

# 菠菜猪血汤 喝

**材料** 猪血 1 块，菠菜 250 克，葱 1 根。

**调料** 盐、香油各适量。

**做法**

1. 将猪血洗净，切块；葱洗净，葱绿切段，葱白切丝。
2. 菠菜洗净，汆烫后切段。
3. 油锅加油烧热，爆香葱绿段，倒入清水煮沸，放入猪血块、菠菜段，煮至水沸，加盐调味，关火后淋少许香油、撒上葱白丝即可。

**养生功效**

特别适合秋分时节容易上火、习惯性便秘者食用。

# 萝卜丸子汤 喝

**材料** 白萝卜 500 克，羊肉馅 300 克，鸡蛋 1 个，葱花适量。

**调料** 水淀粉、胡椒粉、味精、盐各适量。

**做法**

1. 将白萝卜洗净去皮，切成细块；羊肉馅内加入鸡蛋、葱花、水淀粉和少许盐、味精，制成肉馅备用。
2. 锅内加入水煮开后转成中火，将羊肉馅制成小丸子投入锅中，开锅后放入白萝卜块。
3. 再次开锅后，将汤盛入碗中，用胡椒粉、盐调味，撒入葱花即可。

**养生功效**

秋季饮用此汤有助于消除人体在酷暑中郁积的毒热之气。

"寒露"预示着气温下降，露水更凉。进入此节气，我国大部分地区的天气变得凉爽，雨水减少，秋熟作物将先后成熟。

寒露三候："一候鸿雁来宾；二候雀入大水为蛤；三候菊始黄华。"此节气中鸿雁开始大举南迁；深秋天寒，雀鸟都不见了（古人看到海边蛤蜊的条纹及颜色与雀鸟相似，所以便以为是雀鸟变成的）；第三候的"菊始黄华"是说在此时菊花已普遍开放。

## ❄ 节气特点

进入寒露以后，天气逐渐转冷，昼夜温差变化增大，阴阳之气开始转变，阳气渐退，阴气渐长。此季节，感冒和腹泻为常见疾病。因此，可适当增加一些耐寒训练，以提高免疫力，抵抗细菌和病毒侵袭。

## ❄ 节令饮食习俗

寒露时节，一些地区会"赏花吃蟹秋钓边"。从寒露到立冬是太湖蟹上市的季节。古人诗曰："九月团脐十月尖，持蟹饮酒菊花天。"蟹又名"无肠公子"。在我国，常见的海蟹有南北海域的梭子蟹、广东的青蟹、各地沿海的黎明蟹、海南岛和乐县的和乐蟹等。

二十四节气 养生谈

### 寒露脚不露

所谓"寒露脚不露"是告诫人们寒露过后，要特别注重脚部的保暖，切勿赤脚，以防"寒从足生"。因为两脚离心脏最远，血液供应较少，再加上脚的脂肪层很薄，保温性能差，容易受到冷刺激的影响。

寒露

——防寒邪，暖肺脾

# 寒露养生食物

在寒露节气中，应多食用芝麻、糯米、粳米、蜂蜜、乳制品等柔润食物，同时增加鸡、鸭、牛肉、猪肝、鱼、虾、红枣、山药等以增强体质；少食辛辣之品，如辣椒、生姜、葱、蒜等。另外，寒露之后天气骤凉，人容易受风寒侵袭引发呼吸道疾病或旧病复发，所以要注意防护。

## 牛肉

"主消渴，止泄，安中益气，养脾胃。"
——《名医别录》

建议每次用量 80克

### 食材档案

**别名** 黄牛肉，水牛肉。
**性味归经** 性平，味甘，归脾、胃经。
**养生功效** 补中益气，滋养脾胃，强筋健骨。
**适用人群** 一般人都可食用。

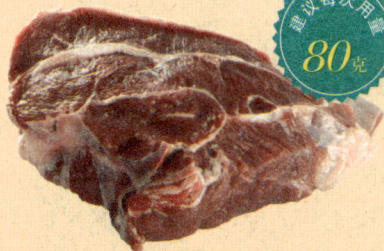

## 食材解读

牛有黄牛、水牛、牦牛等种类，平时食用的牛肉主要是黄牛肉。牛肉是中国人食用的第二大肉类食品，仅次于猪肉，其蛋白质含量高，而脂肪含量低，味道鲜美，享有"肉中骄子"的美称。

## 功效细说

中医认为，牛肉性平，味甘，能滋养脾胃，益气血，强筋骨。寒露节气天气转寒，尤其安中益气需要保养脾胃，因此这个节气可以吃些牛肉。

## 食用宜忌

牛肉不宜和红糖搭配食用，否则会引起腹胀。

# 紫菜

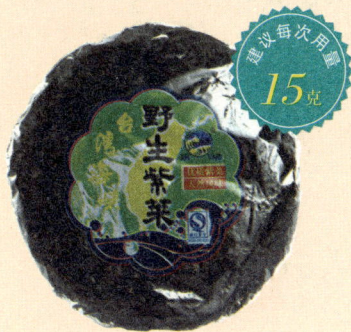

建议每次用量 **15克**

"凡瘿结积块之疾，宜常食之。"
——《经逢原》

## 食材档案

**别名** 索菜、子菜、紫英。

**性味归经** 性寒，味甘、咸，归肺经。

**养生功效** 软坚散结，清热化痰，利尿。

**适用人群** 一般人都可食用。

## 食材解读

紫菜是生长在浅海岩礁上的一种红藻类植物，颜色有红紫、绿紫及黑紫之别，但干燥后均呈紫色，它主要生长在海湾平静的中潮带岩石上。这种紫色的海生植物虽属藻类，却可当菜吃，所以取名紫菜。

## 功效细说

紫菜味甘、咸，性寒，有清热化痰的作用，尤其适用于秋季食用。现代医学研究认为，紫菜富含胆碱、维生素和钙、铁，能增强记忆力，改善贫血症状。紫菜还富含食物纤维，可以保持肠道健康，预防大肠癌。

## 选购+储存

紫菜很容易因受潮而变质，储存紫菜时须放入密封的罐子或袋子中，并且置于低温干燥处。

## 食用宜忌

◎紫菜加海带和瘦猪肉一起煮汤，具有滋阴清热、化痰散结的作用，适用于头晕目眩、烦躁失眠、痰稠难咳或皮肤色素沉着者食用。

◎紫菜不宜与含鞣酸过多的柿子同食，以免生成不溶性结合物。

### 二十四节气 养生谈

虾皮配紫菜煮汤，能起到既补碘又补钙的作用，适合缺铁性贫血、骨质疏松症、动脉粥样硬化和高血压的患者食用。此外，长期食用紫菜虾皮汤还可以缓解女性更年期综合征。

# 核桃

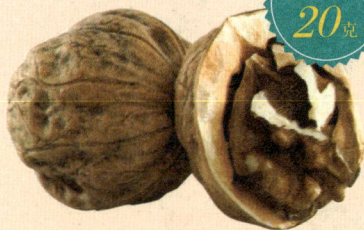

"补气养血，润燥化痰，益命门，利三焦，温肺润肠。"

——《本草纲目》

建议每次用量 20克

## 食材档案

**别名** 胡桃、羌桃。
**性味归经** 性温，味甘，归肺、肾、大肠经。
**养生功效** 健胃，补血，润肺，养神。
**适用人群** 一般人都可食用。

## 食材解读

核桃与杏仁、腰果、榛子并称为"四大干果"。它既可生食、炒食，也可以榨油，配制糕点、糖果等，不仅味美，而且营养价值也很高，被誉为"万岁子"。

## 功效细说

核桃中的不饱和脂肪酸能减少肠内胆固醇的吸收，促进体内胆固醇在肝内降解为胆汁酸，随胆汁排出体外，还能减少肠道对胆固醇的吸收，对动脉粥样硬化、高血压、冠心病患者十分有益，尤其适宜在秋季食用。

## 选购+储存

◎购买核桃时，一般选色泽光鲜（鲜褐色为佳），手感重的；经过漂白的核桃表面虽然白净，但没有光泽。
◎储存核桃时，宜置于通风透气处；忌用密封袋装，宜用布袋、麻袋或其他的透风较好的袋子装。

## 食用宜忌

◎将核桃仁表面的褐色薄皮剥掉易损失其一部分营养，所以应连皮一块儿食用。
◎由于核桃含有较多脂肪，所以一次不宜吃得太多，否则会影响胃肠的消化功能。

## 二十四节气 养生谈

炖羊肉时，放几个核桃一起炖，不仅可以消除膻味，而且熟得很快。

# 栗子

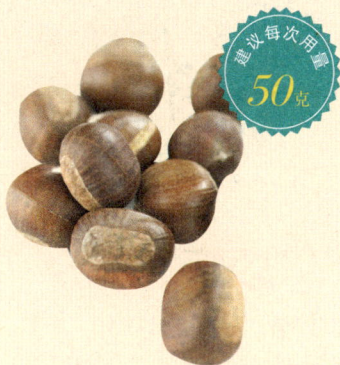

建议每次用量 **50**克

"主益气，厚肠胃，补肾气，令人忍饥。"

——《名医别录》

## 食材档案

**别名** 板栗、棋子、粟果、大栗。

**性味归经** 性温，味甘，归脾、胃、肾经。

**养生功效** 养胃健脾，补肾强筋。

**适用人群** 一般人均可食用，老年人尤其适合经常食用。

## 食材解读

栗子是我国特产，素有"干果之王"的美誉，在国外它还被称为"人参果"。栗子可代粮，与红枣、柿子并称为"铁杆庄稼"和"木本粮食"，是一种物美价廉、富有营养的滋补品。

## 功效细说

栗子营养十分丰富，可供人体吸收和利用的营养成分高达98%，脂肪含量是坚果中最低的。

栗子中含有丰富的不饱和脂肪酸和维生素、矿物质等，能在一定程度上预防和改善高血压、冠心病、动脉粥样硬化、骨质疏松等，是抗衰老、延年益寿的滋补佳品，尤其适合秋季食用。

## 选购+储存

◎选购栗子的时候不要一味追求果肉的色泽洁白或金黄，金黄色的果肉有可能是经过了化学处理。同时，果壳呈褐色，坚实没有虫害的为好，若有小孔出现就必定有虫侵入，不可购买。

◎在坛子底部铺上一层细湿的黄沙，然后将拌有湿黄沙的栗子放入坛内，再放入一层湿黄沙，用稻草或麦草盖住，将坛子倒扣在地上即可。这样可储存约3个月。也可将栗子放入冷水中浸泡1周左右，捞出后放在通风处吹干，可随用随取。

## 食用宜忌

栗子中的淀粉含量高，糖尿病患者尽量不要食用。

# 石榴

"榴者，天下之奇树，九州之名果。"
——《安石榴赋》

建议每次用量 30~50克

## 食材档案

**别名** 安石榴、若榴、丹若、金罂、金庞。
**性味归经** 性温，味甘、酸、涩，归肺、肾、大肠经。
**养生功效** 涩肠止泻，抑菌，驱虫，抗癌，美容。
**适用人群** 一般人均可食用。

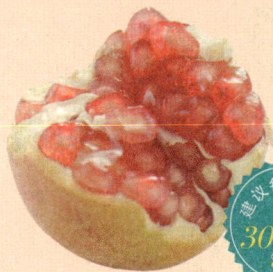

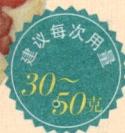

## 食材解读

石榴是秋季当令水果，其果皮有明显的涩肠止泻、抑菌作用，能有效治疗腹泻、痢疾等证，且果皮中含碱性物质，有驱虫功效。石榴花具有止血和明目的功效。石榴的果实营养丰富，维生素C含量很高。

# 粳米

"能补脾胃、增力气、长肌肉。"
——《千金要方》

建议每次用量 30~100克

## 食材档案

**别名** 肥仔米。
**性味归经** 性平，味甘，归脾、胃经。
**养生功效** 健脾养胃，止渴除烦，固肠止泻。
**适用人群** 一般人均可食用，老年人尤其适合经常食用。

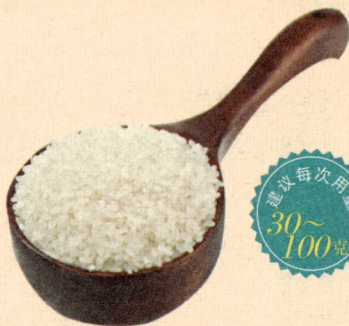

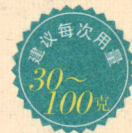

## 食材解读

粳米是滋补之物，含有丰富的碳水化合物，可以补充人体所需的热量。粳米有健脾养胃、止渴除烦、固肠止泻的功效，最适宜煮粥食用，中国的汤粥养生已有2000多年的历史。秋季食用粳米，润燥、补益功效更显著。

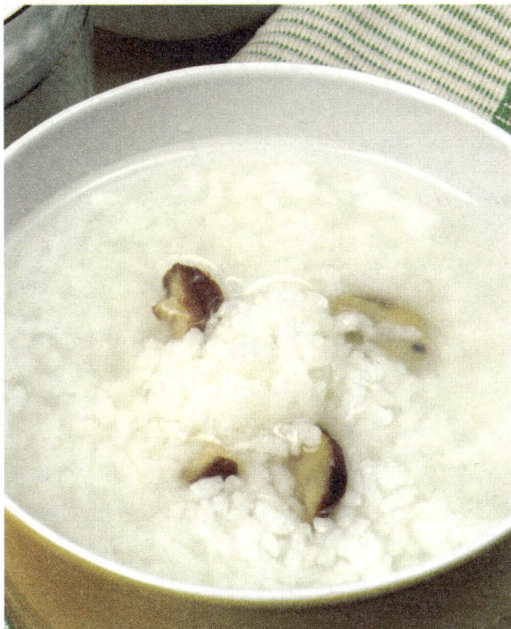

# 栗子粥 喝

**材料** 新鲜栗子1碗，发芽米1杯。
**调料** 白糖少许。

**做法**

❶ 发芽米淘洗干净，与水一同放入锅中，用大火煮滚，再转用小火慢慢熬煮。

❷ 另起锅烧水，将栗子置入沸水中煮5分钟，捞起，剥去皮膜，切块。

❸ 将处理好的栗子块加入粥中，以大火煮沸，再转小火煮约25分钟，至米粒熟软、栗子块熟透。

❹ 待粥汁浓稠时，加白糖调味即可。

# 核桃楂米豆浆 喝

**材料** 黄豆浆200毫升，山楂片、小米各20克，核桃仁10克。
**调料** 白糖适量。

**做法**

❶ 将山楂片洗净，晒干或烘干，研成末；小米淘洗干净，沥干；核桃仁用温水浸泡1～2小时，磨成浆状。

❷ 待黄豆浆煮沸3～5分钟后，兑入核桃仁浆煮沸，加入小米、山楂末搅拌均匀。

❸ 将豆浆过滤，加入白糖调味即可。

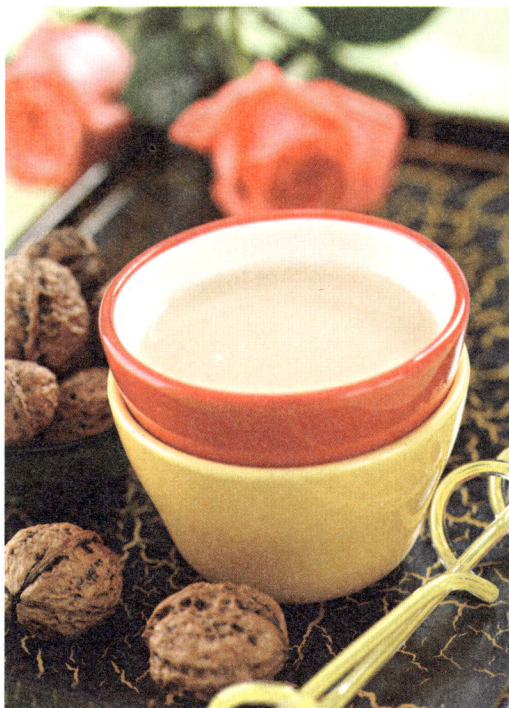

**养生功效**

　　朝九晚五的工作难免令人腰酸背痛，如果在休息时嚼几粒核桃仁，不仅可以振奋精神，还能提升脑力。

# 霜降

## ——固肾气，补肺气

### 枫桥夜泊
#### ——（唐）张继

月落乌啼霜满天，
江枫渔火对愁眠。
姑苏城外寒山寺，
夜半钟声到客船。

每年公历的10月23～24日为霜降，此时气温骤降，昼夜温差大。每当霜降时，我国南方地区就进入了秋收、秋种的大忙季节。民间常有"霜降无霜，主来岁饥荒"的说法。

霜降三候："一候豺乃祭兽；二候草木黄落；三候蛰虫咸俯。"此节气中豺狼将捕获的猎物先陈列后食用；大地上的树叶枯黄掉落；蛰虫也全在洞中不动不食，垂下头来进入冬眠状态。

### ❄ 节气特点

霜降意味着天气渐冷、开始降霜。一般来说，白天太阳越好，温度越高，夜里结的霜就越多，所以霜降前后昼夜温差更大。

纬度偏低的南方地区，平均气温在16℃左右，离初霜日期还有3个节气。在华南南部河谷地带，则要到隆冬时节，才能见霜。霜降之后，树叶便开始枯黄、掉落，动物也开始逐渐进入冬眠状态。

中医认为，霜降前后外邪是寒邪与燥邪的混合体，是易患感冒、咳嗽的时期，也是慢性支气管炎容易复发或加重的时期。因此，一方面要养阴生津，减少燥邪对肺的伤害；另一方面要适度平补，以抵御寒邪。

### ❄ 节令饮食习俗

俗话说："霜降吃柿子，冬天不感冒。"柿子一般在霜降前后成熟，这时候的柿子皮薄、肉鲜、味美、营养价值高。

中医学认为，柿子味甘、涩，性寒，归肺经，同时柿蒂、柿霜、柿叶均可入药。柿果有润肺生津的作用。柿蒂味涩、性平，入肺、脾、胃、大肠经，有清热去燥、润肺化痰、软坚、止渴生津、治痢、止血等功效，可以缓解大便干结、痔疮疼痛或出血、干咳、咽痛、高血压等。柿饼具有涩肠、润肺、止血、和胃等功效。

# 霜降养生食物

俗话说："补冬不如补霜降。"霜降时节可以适当多吃些羊肉和兔肉，并可根据各自身体状况，选吃具有生津润燥、宣肺止咳作用的食物。多喝水，食粥及其他滋润温补的食物，多吃酸、少吃辣，以达到生津润燥、固肾补肺、滋阴健脾的效果。而且，此节气要注意防寒，保护脾胃。

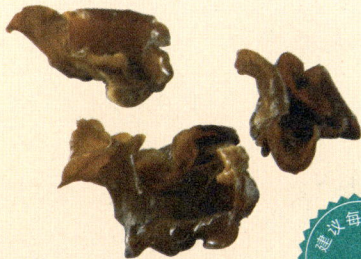

# 黑木耳

"断谷治痔、补胃理气。"
——《本草纲目》

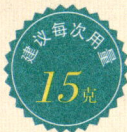

建议每次用量
**15**克

### 食材档案

**别名**　木耳、桑耳、松耳。
**性味归经**　性平，味甘，归胃、大肠经。
**养生功效**　补气养血，润肺止咳，凉血止血。
**适用人群**　一般人都可食用。

## 食材解读

黑木耳色泽黑褐，质地柔软，味道鲜美，营养丰富，可素可荤，有养血驻颜、祛病延年的功效。现代营养学家盛赞黑木耳为"素中之荤"，其营养价值可与动物性食物相媲美。

## 功效细说

黑木耳具有滋润强壮、清肺益气、补血活血、凉血止血、镇静止痛的功效。春季养肝血适合吃黑木耳。黑木耳含铁量高，可以及时为人体补充足够的铁质，是一种天然补血食品。如每100克黑木耳中就会含铁185毫克。经常食用适量的黑木耳可预防缺铁性贫血，还可令人体肌肤红润、容光焕发。

## 食用宜忌

发霉及有腐败味的黑木耳严禁食用，以免引发中毒。

# 兔肉

"补中益气，治热气湿痹，止渴健脾。去小儿痘疮。凉血，解热毒，利大肠。"
　　　　　　　　——《食物本草会纂》

**建议每次用量 300克**

## 食材档案

**别名** 草原兔、跳猫、家兔。
**性味归经** 性凉，味甘、辛，归脾、肝、大肠经。
**养生功效** 补中益气，凉血解毒。
**适用人群** 一般人均可食用。

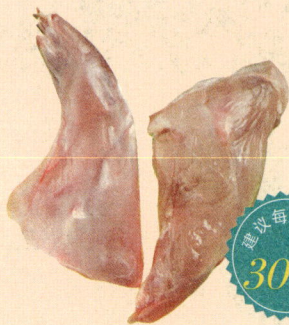

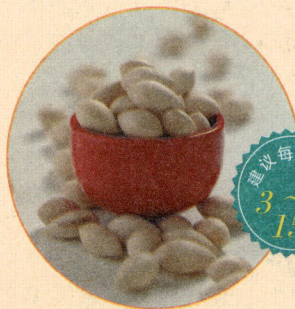

## 食材解读

兔肉属于高蛋白质、低脂肪、低胆固醇的肉类，蛋白质含量比一般肉类高，但脂肪和胆固醇含量却较低，故对它有"荤中之素"的说法。兔肉具有较大的药用价值，可补中益气、凉血解毒，对秋燥引起的便秘有一定作用，适宜深秋季节食用。

# 银杏

"上敛肺金除咳逆，下行湿浊化痰涎。"
　　　　　　　　——《本草便读》

**建议每次用量 3～15克**

## 食材档案

**别名** 白果、公孙树。
**性味归经** 性平，味甘、苦、涩，归肺经。
**养生功效** 敛肺定喘，祛湿化痰，缩尿止带。
**适用人群** 一般人均可食用。

## 食材解读

银杏又称白果，属银杏科落叶高大乔木，主产于广西、江苏、四川、河南、辽宁、山东等地。药用部位为银杏的干燥成熟种子。一般在秋季种子成熟时采收，除去肉质种皮外层，洗净，稍蒸或略煮，烘干，炒熟至有香气，即为炒白果。银杏具有敛肺气、定喘咳、缩小便、止带浊等作用，非常适宜霜降节气食用。

# 枸杞子

"久服坚筋骨，轻身不老。"
——《神农本草经》

## 食材档案

**别名** 甘枸杞、枸杞豆、地骨子。
**性味归经** 味甘，性平，归肝、肾经。
**养生功效** 滋补肝肾，益精明目。
**适用人群** 一般人均可食用。

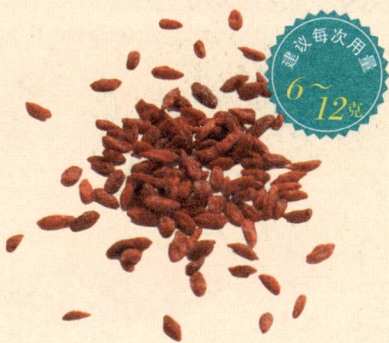

建议每次用量 6~12克

## 食材解读

枸杞子为茄科植物枸杞的干燥成熟果实，主产于宁夏、青海、甘肃、河北等地，以宁夏枸杞子最为著名。

## 功效细说

枸杞子自古就是滋补养人的上品，有抗老延衰的功效，所以又名"却老子"。枸杞子所含的营养十分丰富，并有很高的药用价值，其含有钙、铁、糖、脂肪、蛋白质及氨基酸、维生素等营养成分，有润肺补肝、滋肾益气的功效，适用于霜降时节食用。

## 选购+储存

◎正品枸杞子呈类纺锤形，略扁，表面鲜红色或暗红色，顶端有凸起的花柱痕，基部有白色的果梗痕，果皮柔韧、皱缩，果肉厚、柔润且有黏性，种子多于20粒，类肾形，扁而翘，表面浅黄色，味甜微酸，嚼后微有苦感，能将唾液染成红色。

◎伪品之一为北方枸杞，呈椭圆形或类球形，表面红色，无光泽，瘪瘦皱缩，种子20粒以下或更少，肉少，味香甜不酸，可用于食品工业。

◎伪品之二为首阳小檗，矩圆形，暗红色，有皱纹，种子2粒，无果肉，微涩而酸苦，可用于原料。

## 食用宜忌

◎取适量的枸杞子洗净，与粳米一起煮粥，有很好的滋阴润燥效果。
◎脾虚便溏者不宜过多食用。

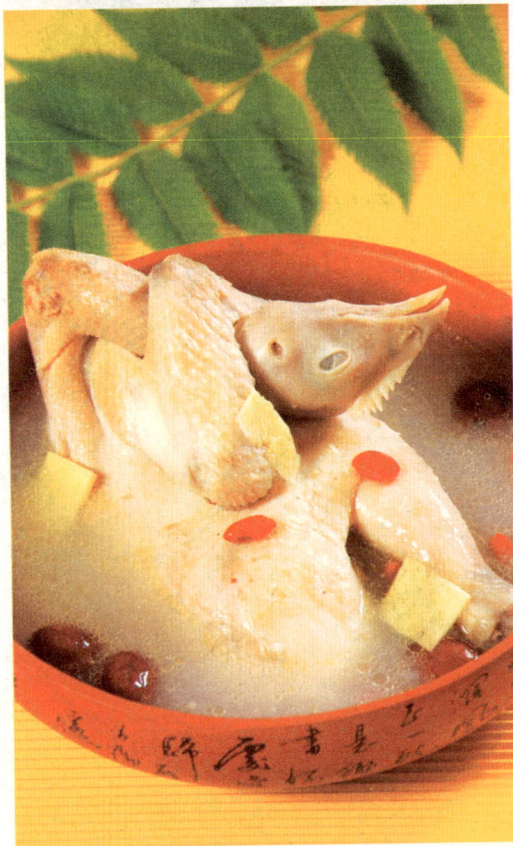

# 红枣枸杞仔鸡煲 吃

**材料** 红枣 10 颗，枸杞子 30 克，
净仔鸡 500 克，生姜 1 块。

**调料** 料酒 1 大匙，盐适量。

**做法**

① 将红枣洗净，枸杞子用水浸软；生
姜洗净，去皮，切丝。

② 把净仔鸡与红枣、姜丝、枸杞子一
同放在锅里，加清水适量，大火
煮沸，倒入适量料酒，小火炖1小
时，至鸡肉烂熟，用盐调味即可。

## 养生功效

中医认为鸡肉有温中益气、
补虚填精的功效，而枸杞子具有
补肾益精、养肝明目、润肺止咳
等多种功效。二者合用，滋补效
果更佳。此汤适合此节气的养生
原则。

# 枸杞子茶 喝

**材料** 枸杞子20克，菊花2朵。

**做法**

① 将枸杞子清洗干净，放入杯中，用
沸水冲泡，或以锅水煮服用。

② 也可另加菊花1~2朵一起冲服，效
果更好。

**饮法**
每天1~2剂，代茶温饮。

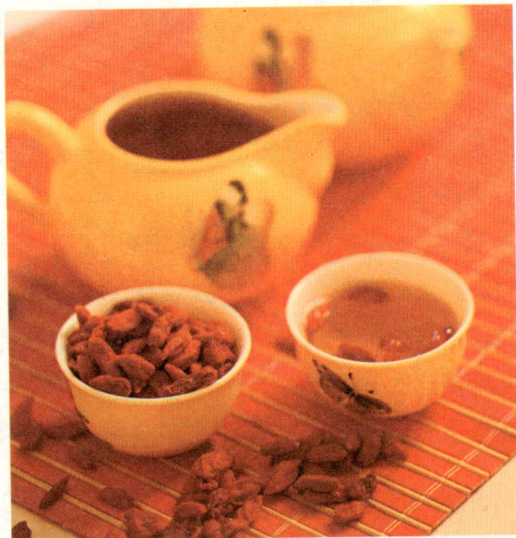

## 养生功效

此茶可滋补身体、延年益寿，中老年人在秋季饮此茶效果很好。

114

## 第四章

冬

# 补阳，养神护肾

冬天气候寒冷，阳气深藏，五脏以肾气主时，适宜温补。具体来说，冬季可多食核桃、红枣、桂圆、鳝鱼、鲤鱼、草鱼、羊肉、鸡肉等温热性食物。在调味品上则可多用些辛温之物。

# 细说 冬季养生要诀

## 冬季养生原则

冬季是天寒地冻、万物生机潜伏闭藏的季节，人体的阳气也随着自然界的转化而潜藏于体内。因此，冬季的养生总原则应顺应自然界闭藏的规律，以敛阴护阳为根本。

### 冬季宜藏阳

冬季天气寒冷，此时应注意保护阳气，做到早睡晚起。注意避寒就温，不让皮肤开泄出汗，以免闭藏的阳气频频耗损。

### 冬季宜养肾

肾含真阴真阳，五脏之阴非肾阴不能滋，五脏之阳非肾阳不能养；肾阴为生命发育的基本物质，肾阳是活动的基本动力；肾阴是肾阳的物质基础，肾阳是肾阴的功能表现。冬季五脏与肾相对应，因此冬季养生的重点是调摄肾之阴阳。

## 冬季饮食要诀

冬季属水，对应人体的脏腑则为肾、大脑、生殖泌尿系统。寒冬宜养肾，不妨趁寒冷的冬季进补一番，来年身体才能强壮健康。

◎**多以温热性的食物为主**：可趁此时吃些温补的食物，如"羊肉炉""姜母鸭"等，也可多食用能帮助血液循环的辣椒、姜、大料等香料。

◎**应忌冰冷的饮料等**：此时，不应食用或饮用冰凉的食物或饮料，因为中医认为"冬不藏精，春必病温"，冬天应固守精气，不要耗损太多元气，否则来年春天容易身体虚弱。

二十四节气养生谈

### 冬季注意事项

**重视防寒保暖**：要随气候变化而增减衣服，加强防寒保暖，尤其要重视头部、胸背部及足部的保暖，避免着凉感冒。

**最好彻底戒烟**：吸烟时产生的烟雾可直接刺激支气管，使气管黏膜发生炎性水肿，分泌物增多，削弱纤毛的清除功能，使痰潴留在支气管内，造成气道阻塞。

**忌饮食过咸**：过咸饮食可加重高血压。肺源性心脏病病人往往右心房功能不全，高血压会进一步增加右心房负担，使心悸、咳喘等症状加重。此外，肺源性心脏病病人宜忌食辛辣刺激性食品。

## 立冬日作

—— （南宋）陆游

室小才容膝，墙低仅及肩。

方过授衣月，又遇始裘天。

寸积篝炉炭，铢称布被绵。

平生师陋巷，随处一欣然。

立冬节气在每年的公历11月7日或8日，进入这一时节，北半球的黑夜越来越长，白昼越来越短。可以说立冬是一个明显的承上启下的节气，它标志着秋天的结束，冬天的到来，天地万物的活动也都趋向休止，准备蛰伏过冬。

立冬三候："一候水始冰；二候地始冻；三候雉入大水为蜃。"此节气水已经能结成冰；土地也开始冻结；立冬后，野鸡不多见了，而海边却可以看到与野鸡颜色相似的大蛤，所以古人认为野鸡到立冬后便变成大蛤了。

### ❄ 节气特点

立冬之后南北温差拉大，随着冷空气的加强，气温下降的趋势加快，在华北等地往往出现初雪。

中医学认为，这一节气的到来使阳气潜藏，阴气盛极，万物活动趋向休止。此时，对人体而言，新陈代谢也处于相对缓慢的水平，易引发心脑血管疾病、呼吸系统疾病、内分泌系统疾病及消化系统疾病的发作，慢性病患者立冬后更应谨防疾病"随身"。

### ❄ 节令饮食习俗

自古以来，我国劳动人民都十分重视立冬节气。古时此日，天子有出郊迎冬之礼，率领文武百官到京城的北郊设坛祭祀，并有赐群臣冬衣、矜恤孤寡之俗。现代人在立冬之日也要庆祝。人们要为已经到来的寒冬做充足的准备，为身体补充新的能量，以期顺利度过整个冬季。

在饮食习俗方面，立冬则有吃倭瓜饺子的风俗。立冬为什么吃饺子？节者，草木新的生长点也。秋收冬藏，这一天，人们往往会改善一下生活，就选择了"好吃不过饺子"。而在我国南方，人们则爱在这天吃些鸡、鸭、鱼肉等。

立

冬

——敛阴气，护阳气

117

# 立冬养生食物

冬季自古以来就是人们最重视的进补时节。因为冬季天气寒冷，万物伏藏，人与天地相应，各种功能活动也处于低潮期，此时最易受寒邪侵袭。所以冬季食补应该顺应自然，选择食物注意益气补阳及"血肉有情"之品，从而增强机体抗御风寒和外邪的能力。另外，此节气要注意预防低血压、急性肾炎等常见病。

# 莴笋

"通乳汁，利小便。"
——《本草纲目》

建议每次用量
**60**克

## 食材档案

**别名** 茎用莴苣、莴苣笋、莴菜、香莴笋、千金菜、莴苣菜。
**性味归经** 性凉，味苦，归胃、大肠经。
**养生功效** 通乳汁，清热利尿。
**适用人群** 一般人均可食用，老人儿童更适合。

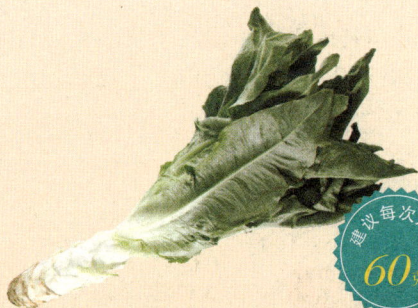

## 食材解读

莴笋为菊科，属一年生或两年生草本植物，春、秋及冬季重要的蔬菜之一。莴笋肉质细嫩，生吃热炒均相宜。莴笋叶的营养价值很高，甚至高于莴笋茎，很多人都把莴笋叶丢弃不吃，其实是大大的损失。

## 功效细说

立冬适当地食用苦味食物，可补肾固精。莴笋还具有抗炎、保肝等作用，适合立冬节气食用。

## 食用宜忌

莴笋怕咸，故炒着吃的时候不宜多放盐。

# 胡萝卜

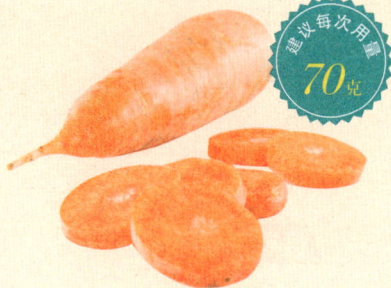

**建议每次用量 70克**

"下气补中，利胸膈肠胃，安五脏，令人健食。"

——《本草纲目》

## 食材档案

**别名** 黄萝卜、葫芦菔、丁香萝卜。
**性味归经** 性平，味甘，归肺、脾经。
**养生功效** 健脾和中，补肝明目，化痰止咳。
**适用人群** 一般人均可食用。

## 食材解读

胡萝卜在元代前传入我国，因其颜色靓丽，脆嫩多汁，芳香甘甜而受到人们的喜爱。胡萝卜营养丰富，对人体具有多方面的保健功能，因此有"小人参"的美誉。

## 功效细说

研究表明，胡萝卜有降血糖、血脂、胆固醇的作用，还能预防便秘。中医认为，胡萝卜味甘，性平，能健脾和中，滋肝明目，适宜冬季进补食用。

## 选购+储存

◎选购时，宜选形状坚实、呈浓橙色、表面光滑的。
◎胡萝卜久藏而不会失其风味。在储存胡萝卜时，应先把残留的绿茎、叶除净，然后用纸巾包裹，再放进冰箱冷藏，可保存约1个月。
◎冷藏胡萝卜时忌与苹果同放，因为苹果散发的乙烯容易使胡萝卜变味。

## 食用宜忌

◎将胡萝卜和红枣同煮，吃胡萝卜、红枣并喝汤，对百日咳有辅助性疗效。
◎胡萝卜不宜过量食用，否则易引起皮肤发黄。

## 二十四节气 养生谈

《岭南采药录》记载："凡出麻痘，始终以胡萝卜煎水饮，能消热解毒，鲜用及晒干用均可。"

服用胡萝卜汁可以缓解视力疲劳，因为其中的β-胡萝卜素能为视网膜感光物质的形成提供丰富的原料。

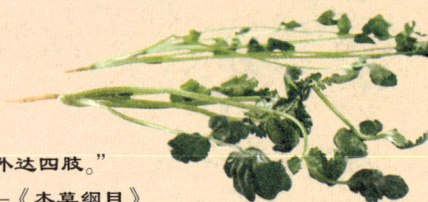

# 香菜

建议每次用量 3～10克

"胡荽辛温香窜，内通心脾，外达四肢。"
——《本草纲目》

## 食材档案

**别名** 芫荽、胡荽、满天星。
**性味归经** 性温，味辛，归肺、脾经。
**养生功效** 发汗透疹，消食下气，醒脾和中。
**适用人群** 一般人均可食用。

## 食材解读

香菜是由西汉张骞出使西域时引入的。它的嫩茎和鲜叶有种特殊的香味，是许多亚洲人都喜欢的一种调味蔬菜，很多菜肴由于它的加入而更加美味。

## 功效细说

香菜性温，味辛，具有芳香健胃、发表透疹的功效，能缓解感冒、通利二便。香菜还具有促进周身血液循环的作用，寒性体质者适当吃点香菜能改善手脚发凉的症状，正常人在寒冷的冬季也可多食。

## 选购+储存

◎购买香菜时，宜选择颜色碧绿、具有浓郁香味、菜叶没有腐烂的。
◎如果想长时间保存香菜，可以将香菜的根部切除，摘去烂叶、黄叶，摊开晾晒1～2天，然后编织成长辫，挂在阴凉处风干，想吃时用温水泡发即可。

## 食用宜忌

◎做汤时加入适量香菜，可增加汤的清香；烹制畜肉类菜肴时加些香菜，可以去除腥膻气味。
◎因食用油腻食物积滞后引起胃痛者，可以将新鲜香菜洗净，然后将其捣烂，取汁服用即可。
◎服补药时不宜食用香菜。
◎香菜味辛能散，多食或久食，会耗气、损精神，进而引发或加重气虚。那些平素自汗、乏力、倦怠者及易患感冒的气虚者更应少食香菜。

# 油菜

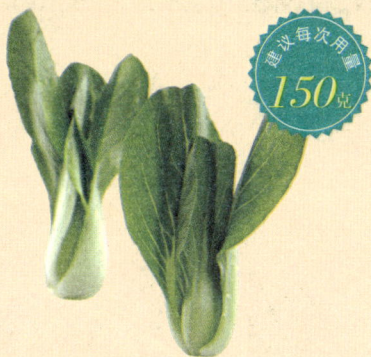

建议每次用量 150克

"治瘰疬、豌豆疮，散血消肿。"
——《本草纲目》

## 食材档案

**别名** 芸薹、寒菜、胡菜、薹芥。
**性味归经** 性凉，味甘，归肝、脾、肺经。
**养生功效** 散血消肿，凉血解毒。
**适用人群** 一般人均可食用。

## 食材解读

油菜在南方的很多地区也被称为小白菜，这是因为油菜与小白菜在植物学中同属于十字花科类。油菜一词是北方的地方名称。油菜有青帮油菜、白帮油菜和青白帮油菜3种。油菜的营养价值与小白菜近似，富含钙、铁、磷等矿物质和胡萝卜素、维生素C、维生素$B_2$、烟酸等营养素。

## 功效细说

油菜性凉、味甘，具有散血消肿、凉血解毒的作用，很适合立冬节气食用。因为冬季天气寒冷，人们在大量食用性热食物之后，容易上火，可以吃性凉的油菜来缓解。

## 选购+储存

◎购买时要挑选新鲜、油亮、无虫、无黄叶的嫩油菜，用两指轻轻一掐即断者为佳。
◎油菜不宜长期保存，放在冰箱中可保存24小时左右。

## 食用宜忌

◎油菜中维生素C含量高，故应先洗后切，以减少维生素C的流失；切碎后也不应久放，以免维生素C氧化。
◎油菜最好不要和胡萝卜同吃，以免营养价值降低。

### 二十四节气 养生谈

鲜油菜适量，用湿草纸包好后放在灰中煨热，然后捣烂，外敷患处，可治颈、背部痈疖。

# 油菜木瓜羊肉汤 喝

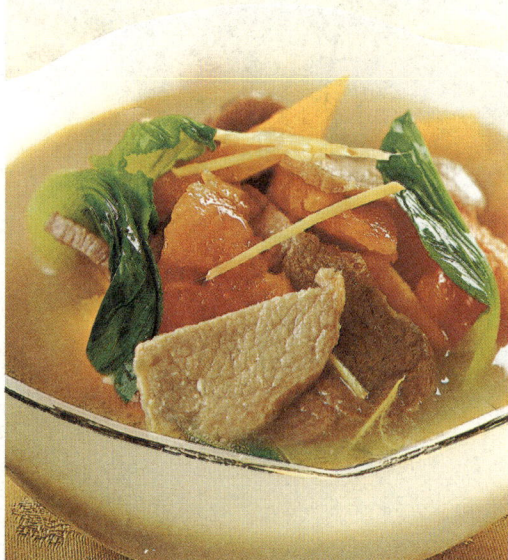

**材料** 木瓜1个，羊肉200克，油菜50克，姜1小块。

**调料** 高汤各适量，盐、料酒、胡椒粉各少许。

**做法**

❶ 将木瓜去皮、籽，切片；羊肉切薄片后用料酒、胡椒粉腌好；姜去皮后切丝；油菜洗净。

❷ 锅内烧油，下姜丝炝香锅，注入适量高汤，用中火煮开，投入木瓜片、羊肉片，滚至八成熟，再加入油菜，调入盐，用中火煮透入味即可。

# 红豆胡萝卜小米浆 喝

**材料** 红豆50克，小米、胡萝卜各适量。

**调料** 冰糖适量。

**做法**

❶ 将红豆加水泡至发软，捞出洗净；小米淘洗净；胡萝卜洗净，切小丁。

❷ 将小米、红豆、胡萝卜丁一同放入全自动豆浆机中，再加入适量水煮成豆浆。

❸ 将豆浆过滤，去渣，加入适量冰糖调味即可。

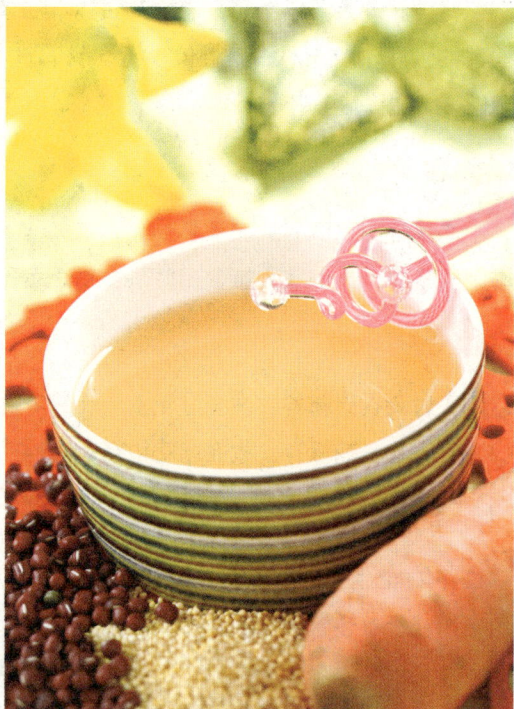

**养生功效**

　　小米能中和豆浆的涩味，令豆浆入口更加柔软。此饮品晚餐时喝上一碗，既营养又助眠，是冬季养生的佳品。

## 小雪日戏题绝句

——（唐）张登

甲子徒推小雪天，
刺梧犹绿槿花然。
融和长养无时歇，
却是炎洲雨露偏。

小雪（每年公历的11月22日或23日），顾名思义，表示降雪开始的时间和程度。

小雪三候："一候虹藏不见；二候天气上升地气下降；三候闭塞而成冬。"天空中的阳气上升，地中的阴气下降，导致天地不通，阴阳不交，天地闭塞而转入严寒的冬天。

### ❄ 节气特点

小雪节气气温下降，大气层温度逐渐降到0℃以下，开始降雪，但雪量不大。西伯利亚地区冷空气东移和南移时会造成我国出现大范围大风降温的天气现象。此时寒潮和强冷空气活动频数较高，常伴有入冬第一次降雪。我国地域辽阔，"小雪"代表性地反映了黄河中下游区域的气候情况。这时的北方已进入封冻季节。此时田里的农活已不多，人们有的就修补农具、做好牲畜的御寒保暖工作，为来年开春做准备。有的则继续给小麦浇冻水，做好小麦越冬工作。人们也多盼望此时能下场雪，因为有雪覆盖麦田就可以省去老百姓浇冻水的麻烦，也预示着来年的丰收。

### ❄ 节令饮食习俗

小雪节气一到，南京地区家家户户都开始忙着腌咸菜。这时，每家的小院里、墙头上、栏杆上、晾衣绳上，甚至门前的墙根底下、马路牙子上，全是摊开来的一堆堆洗得干干净净的青菜。冬日的太阳把这些菜晒上几天，等菜蔫了、瘪了，把去年腌菜的大缸搬出来，刷洗干净，然后把菜一层层码进去，一层菜一层盐，最后压上块大青石，这咸菜就算腌好了。过十天半个月咸菜就可以上桌了，把捞出来的咸菜切成丝或切碎，喝粥时搭配着吃，非常爽口。腌好的咸菜也可以捞出来再晾干、切碎、装坛、封好，想吃时盛出一小碗，用来炖肉、烧鱼、烧芋头、烧豆腐都不错。

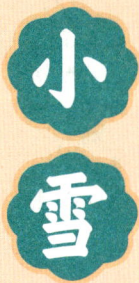

小雪
——养神气，防冬火

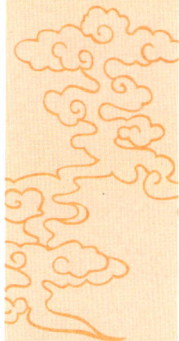

小雪时节，天气时常是阴冷晦暗的，此时人们的心情也会受其影响，特别是抑郁症容易加重。医学家孙思邈在《千金要方·食治篇》中说："食能祛邪而安脏腑，悦神，爽志，以资气血。"因此，此时的饮食调养重在"使神悦，使志爽"。另外，此节气一定要注意养护心脏、防寒保暖，以免引发风寒等疾病。

# 橙子

"糖作橙丁，甘美，消痰下气，利膈宽中，解酒。"
——《本草纲目》

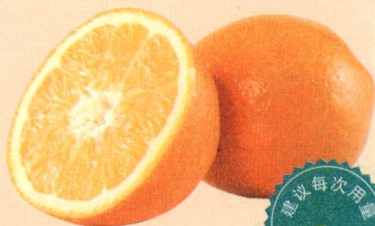

建议每次用量 **1** 个

### 食材档案

**别 名** 柳橙、甜橙、黄果、金球。
**性味归经** 性微凉，味甘、酸，归肺、胃经。
**养生功效** 生津止渴，消食和胃，醒酒解毒。
**适用人群** 一般人均可食用，病后及女性产后可用来补养身体。

## 食材解读

橙子为芸香科植物香橙的果实，可分为甜橙和酸橙。酸橙又称缸橙，味酸带苦，不宜食用，多用于制取果汁，很少鲜食。鲜食以甜橙为主，未成熟前色青，成熟后变成黄色，果肉酸甜适度，汁多，富有香气，是人们喜欢吃的水果之一。

## 功效细说

冬季是橙子上市的旺季，常吃橙子对患有心血管疾病的老年人来说有降血压、降血脂和软化血管的作用。橙子中的维生素P、维生素C能增强毛细血管的韧性；果胶能帮助尽快排出多余的脂类及胆固醇，并减少外源性胆固醇的吸收，降血脂功效显著。

# 白菜

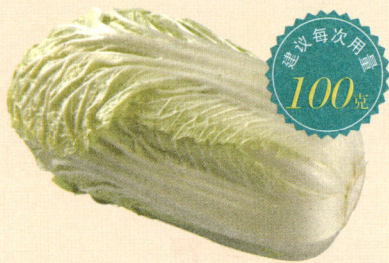

建议每次用量
100克

"通利肠胃，除中烦，解酒渴。"
——《本草纲目》

## 食材档案

**别名** 白菜、结球白菜。
**性味归经** 性平，微寒，味甘，归肠、胃经。
**养生功效** 养胃生津，除烦止渴，利尿通便，清热解毒。
**适用人群** 一般人均可食用。

## 食材解读

民间自古流传"鱼生火，肉生痰，白菜豆腐保平安"之说，故白菜有"菜中之王"的美名。

在我国北方地区的冬季，大白菜更是家家户户餐桌上必不可少的菜肴，并有"冬日白菜美如笋"之说。

## 功效细说

秋冬季节空气特别干燥，寒风对人的皮肤伤害极大，而白菜中含有丰富的维生素C、维生素E，可以起到很好的护肤和养颜效果，并能在一定程度上防止血栓形成、降低血压，所以冬季多吃时令白菜。

## 选购+储存

◎选购时要注意从质感和色泽两方面判断：一是要结实、紧密，具有重量感；二是尽量挑选叶片完整洁白，叶梗没有黑色斑点的大白菜。
◎大白菜宜在阴凉通风的环境中储藏。

## 食用宜忌

◎切白菜时宜顺丝切，这样白菜易熟。
◎白菜要现炒现吃，不宜隔夜食用。
◎腐烂后的白菜不能吃。因为白菜在腐烂的过程中伴随着微生物的大量繁殖，而这些微生物的代谢产物可能已经渗透到看似完好的内层叶片中，在潮湿的环境中，腐败菌和霉菌会分泌多种毒素，烹饪也无法消除。

# 腰果

"腰果仁主渴，润肺，去烦，除痰。"
——《本草拾遗》

## 食材档案

**别名** 鸡腰果、介寿果。
**性味归经** 性平，味甘，归肺、大肠经。
**养生功效** 健脾益胃，润肠通便，润肺护肤。
**适用人群** 一般人均可食用。

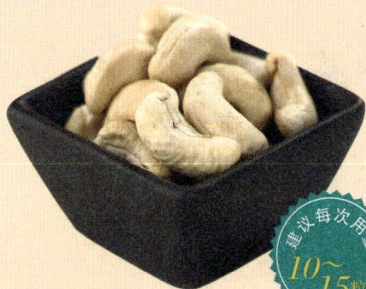

建议每次用量 10～15粒

## 食材解读

腰果因其呈肾形而得名，其果实成熟时香飘四溢，甘甜如蜜，清脆可口，为世界著名的四大干果（核桃、杏仁、榛子、腰果）之一。腰果营养丰富，经常食用可以提高机体抗病能力，也可防治心脑血管疾病。

## 功效细说

中医认为，腰果味甘，性平，有健脾益胃、润肠通便、润肺护肤的功效。寒冷的冬季里，人体的五脏六腑运转变慢，皮肤也变得粗糙和干燥，适量食用腰果，则可起到预防脑卒中、美肤养颜的功效。

## 选购+储存

◎挑选腰果时，以外观呈完整月牙形，色泽白，气味香，颗粒饱满，油脂丰富，无斑点，无蛀虫者为佳。
◎腰果宜放于密封的容器中并放进冰箱中冷藏。

## 食用宜忌

◎腰果特别适合中老年人食用，不仅有利于预防心脑血管疾病，还能有效缓解便秘。
◎平时肉类食物特别是动物肝脏等高脂肪食物摄入较多者，不宜多食腰果。

### 二十四节气 养生谈

容易维生素摄入不足的老年人平时宜多吃腰果。可以每天上午或者下午吃3～5粒。平时炒菜时也可加点腰果，比如，做一道常见的腰果虾仁，拌芹菜、腐竹时加一点腰果。

# 黑豆

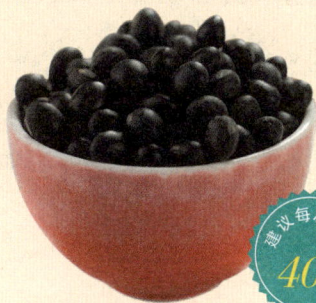

"能治水、消胀、下气，制风热而活血解毒。"
——《本草纲目》

建议每次用量 **40克**

## 食材档案

**别名** 乌豆、黑大豆、冬豆子。
**性味归经** 性平，味甘，归脾、肾经。
**养生功效** 滋阴补肾，健脾利湿。
**适用人群** 一般人均可食用。

## 食材解读

黑豆是一种既便宜又有助于抗衰老，具有药食两用功能的食品。《本草纲目》中说，豆有五色，各治五脏，唯黑豆可以入肾。经常食用黑豆，可缓解肾虚腰痛。

## 功效细说

黑豆性平，具有健脾益肾、滋阴补肾、利水消肿等作用。《食物本草》中说："陶华以黑豆入盐煮，常时食之，云能补肾。"此外，黑豆还有长肌肤、益颜色、健体延年的功效，特别适用于冬季进补。

## 选购+储存

◎在挑选黑豆时，以颗粒饱满、表面有光泽者为佳。
◎黑豆宜置于干燥阴凉处保存。

## 食用宜忌

◎用醋泡黑豆能使其有效成分大量溶出来，从而促使机体全面吸收。
◎黑豆一次不宜食用过多。
◎取适量黑豆和料酒，放在一起煮烂，然后取其汁用来漱口，反复几次，可止牙痛。

### 二十四节气 养生谈

在吃鲜鱼和巴豆时不慎中毒，医疗不便的情况下，马上取黑豆适量熬汁，服用之后也可见效。

取黑豆250克，冰糖180克，白酒1000毫升。先将黑豆放于铺了锡箔纸的平底锅中炒熟，冷却，再与冰糖一起放入白酒中浸泡，密封保存2个月即可。每天饮用20毫升，可缓解关节炎症状。

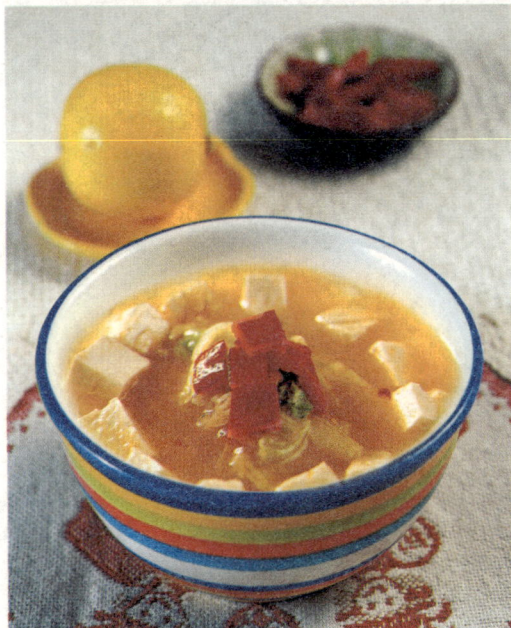

# 白菜豆腐辣酱汤 喝

**材料** 白菜 200 克，豆腐 1 块，红辣椒 2 个。

**调料** 辣酱2大匙，醋、白糖各少许，味精半小匙，料酒1大匙，高汤适量。

**做法**

❶ 白菜洗净，氽烫，捞出冲凉，挤干水分，切段。

❷ 豆腐切小块，氽烫；红辣椒洗净，去籽切丁。

❸ 油锅烧热，放入白菜段、红辣椒丁、料酒、醋、白糖、辣酱翻炒，加高汤、豆腐块及味精，煮开入味即可。

# 胡萝卜黑豆豆浆 喝

**材料** 黑豆60克，胡萝卜30克。

**调料** 冰糖适量。

**做法**

❶ 将黑豆用清水浸泡至软，洗净；胡萝卜洗净，切碎末。

❷ 将上述材料一同倒入全自动豆浆机中，加入适量水煮成豆浆。

❸ 将豆浆过滤后加冰糖调味即可。

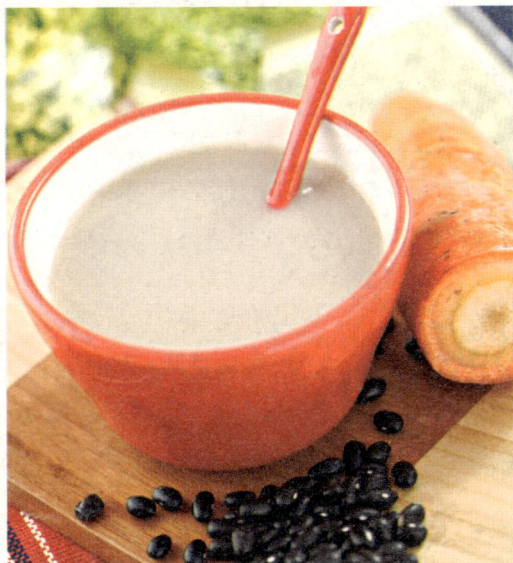

**养生功效**

黑豆中锌、硒等微量元素的含量较高，对延缓人体衰老有益，胡萝卜中的β-胡萝卜素也有延缓衰老的作用。二者搭配具有抗氧化和延缓衰老的作用，非常适合老年人在冬季饮用。另外，黑豆除可做成黑豆浆之外，还可以直接煮水，方法简单，抗衰老效果神奇。取3把黑豆洗净，加少量水（也可以再加一点甘草或浮小麦），煮开后再熬5~10分钟，只取乌黑的豆汤来喝。经常喝能令人红光满面，身体强壮。

## 江雪

——（唐）柳宗元

千山鸟飞绝，

万径人踪灭。

孤舟蓑笠翁，

独钓寒江雪。

大雪

——防寒气，补气血

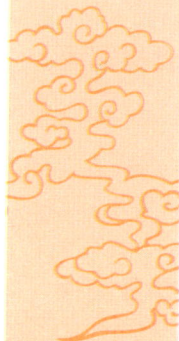

每年公历的12月7日或8日为大雪节气。有句农谚："大雪冬至雪花飞，搞好副业多积肥"，人们盼着在大雪节气中看到"瑞雪兆丰年"的好兆头。可见，大雪节气的到来预示着来年的吉祥与否。

大雪三候："一候鹖鸥不鸣；二候虎始交；三候荔挺出。"此时因天气寒冷，寒号鸟也不再鸣叫了；由于此时是阴气最盛的时期，正所谓盛极而衰，阳气已有所萌动，所以老虎开始有求偶行为；"荔挺"为兰草的一种，也感到阳气的萌动而抽出新芽。

### ❄ 节气特点

大雪节气，雪往往下得大、范围也广，我国大部分地区的最低温度都降到了0℃左右。

夜晚的温度会更低，如果不注意保暖，易导致感冒、支气管炎、支气管哮喘、脑血栓等疾病的发生。值得一提的是，南方此时正是季节转换、昼夜温差变化较大的时节，所以血压高的人要警惕脑卒中的发生。

### ❄ 节令饮食习俗

俗话说："冬吃萝卜夏吃姜，不请医生开药方。"白萝卜是秋冬季节的时令蔬菜，有"小人参"的美称。其性凉，味辛甘，具有健胃消食、化痰止咳等作用。

白萝卜中含有维生素A、维生素C、烟酸以及钙、磷、铁等，而且白萝卜是人体补充钙的良好来源。白萝卜中含有的淀粉酶和芥子油成分对人体消化功能大有裨益，对抗癌也有一定的作用。

大雪节气之后，白天短、夜间长，所以，古时各手工作坊、家庭手工就纷纷开夜工，俗称"夜作"。手工的纺织业、刺绣业、染坊到了深夜要吃夜间餐，因而有了"夜做饭"和"夜宵"之说。

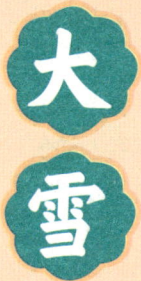

# 大雪养生食物

大雪时节，为了预防寒冷或减轻冷感，除了积极参加适宜的体育锻炼，还应该注意饮食的调养。此节气忌食生冷食物，宜进食一些具有温补作用的膳食，以助阳气升发、促进血液循环，达到养肾祛寒、强健身体的作用。另外，此节气温度变化大，易诱发呼吸系统疾病和心脑血管疾病，咳嗽、感冒的人也居多，所以，不仅要注意保暖，更要注意疾病的预防。

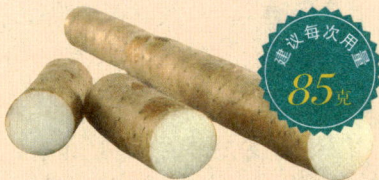

# 山药

"益肾气，健脾胃，止泻痢，化痰涎，润皮毛。"
——《本草纲目》

建议每次用量 85克

## 食材档案

**别名** 薯蓣、土薯、山薯蓣、白山药、怀山。
**性味归经** 性平，味甘，归脾、肺、肾经。
**养生功效** 益气养阴，补脾肺肾，固精止带。
**适用人群** 一般人均可食用。

## 食材解读

山药在全国的分布很广，以山东邹平的山药质量最佳。山药因其营养丰富，自古以来就被视为物美价廉的补虚佳品，既可作主粮，又可作蔬菜，还可以制成糖葫芦之类的小吃。

## 功效细说

山药在我国的食用历史有3000多年。许多流传下来的著名方剂如六味地黄丸、肾气丸、薯蓣丸等，都含有山药。山药含有多种营养素，有强健机体、滋肾益精的作用，适用于冬季补肾。

# 海带

*"消痰结，散瘿瘤。"*
——《本草纲目》

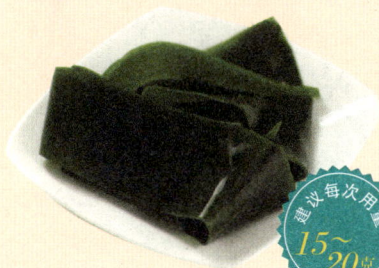

建议每次用量 15～20克

## 食材档案

**别名** 昆布、海带菜、江白菜、海带草。

**性味归经** 性寒，味咸，归肺经。

**养生功效** 消痰软坚，泄热利水，止咳平喘。

**适用人群** 一般人都可食用。

## 食材解读

海带是海藻类植物之一，是一种在低温海水中生长的大型海生褐藻植物。海带属大叶藻科植物，因其生长在海水，柔韧似带而得名。它主要是自然生长，也有人工养殖，多以干制品行销于市。素有"长寿菜""海上之蔬""含碘冠军"的美誉。

## 功效细说

人怕冷与机体摄入某些矿物质较少有关。如钙在人体内含量的多少，可直接影响心肌、血管及肌肉的收缩性和兴奋性；血液中缺铁常表现为产热量少、体温低等。

因此，补充富含钙和铁的食物可提高机体的御寒能力，而海带正是人类摄取钙、铁的重要来源。故寒冷的冬季应多食海带。

## 选购+储存

熬煮海带汤时，应挑选肉厚、颜色乌黑的海带。

## 食用宜忌

◎用淘米水泡发海带，既易发易洗，烧煮时也易酥软。

◎吃海带后不宜马上喝茶，因为海带中的铁会与茶中的鞣酸发生反应，进而阻碍体内铁的吸收。

### 二十四节气 养生谈

海带含碘和碘化物，有防治缺碘性甲状腺肿的作用。

海带中含有60%的岩藻多糖，是极好的食物纤维，糖尿病患者食用后，能延缓胃排空和食物通过小肠的时间，如此，即使在胰岛素分泌量减少的情况下，血糖含量也不会上升。

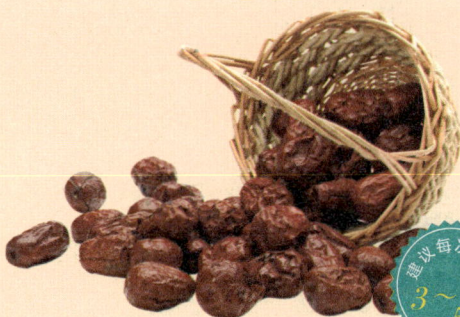

# 大枣

"能补中益气，养血生津。"
——《本草纲目》

建议每次用量
3～5颗

### 食材档案

**别名** 大枣、枣子。
**性味归经** 性温、味甘，归脾、胃经。
**养生功效** 补虚益气，养血安神，健脾和胃。
**适用人群** 是中老年人、青少年、女性的理想天然保健食品。

## 食材解读

大枣历史悠久，自古以来就被列为"五果"（桃、李、梅、杏、枣）之一。大枣最突出的特点是类黄酮、维生素C含量高，因此人们把大枣誉为"天然的维生素丸"，是人体增加免疫力、抗衰老的补品。

## 功效细说

大枣性温，具有补益脾胃、养血安神、缓和药性的功效，大雪时节宜多吃，以温补身体，提高御寒能力。

## 选购+储存

◎选购大枣时，以表面有光泽，外表呈紫红色，有浅浅的、极少的皱纹者为优质。
◎大枣易生霉，可用塑料袋密封，内放一支香烟，置于阴凉通风处保存。

## 食用宜忌

◎大枣最好是水煮着吃，常用的方法是将大枣煎水服用。
◎大枣性温，食用过多会助湿、生痰、蕴热、导致胀气，故一次不宜食用过多。
◎大枣不宜和葱一起食用，会导致脾胃不和。

### 二十四节气 养生谈

大枣含有大量的糖类物质，主要为葡萄糖，也含有果糖、蔗糖，以及由葡萄糖和果糖组成的低聚糖、阿拉伯聚糖及半乳醛聚糖等，还含有大量的维生素C、核黄素、硫胺素、胡萝卜素、烟酸等，具有较强的补养作用，能提高人体免疫功能，增强抗病能力。

另外，大枣中丰富的维生素C可使体内多余的胆固醇转变为胆汁酸，从而降低结石形成的概率。

# 鲢鱼

"温补脾。"
——《本草求真》

🌿 **食材档案**

**别名** 白鲢、水鲢、跳鲢、鲢子。
**性味归经** 性温，味甘，归脾、胃经。
**养生功效** 健脾补气，温中暖胃，利水化湿。
**适用人群** 一般人都可食用。

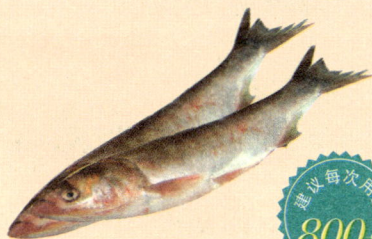

建议每次用量 **800**克

## 食材解读

鲢鱼性温，味甘，有健脾、利水、温中、益气、止咳、通乳、化湿的功效，能起到祛除脾胃寒湿的作用。冬季做鲢鱼粥，趁热食用，可以很好地温补脾胃、通络散寒，并可减少疾病的发生。但是，鲢鱼含有丰富的蛋白质和钙等营养物质，如果与含鞣酸较多的水果（如柿子、葡萄等）同食，不仅会降低蛋白质的营养价值，甚至还会引起胃肠道不适。

# 猪排骨

"猪肉，其味隽永，食之润肠胃，生津液，丰肌体，泽皮肤。"
——《本草备要》

🌿 **食材档案**

**别名** 豕排骨、彘排骨。
**性味归经** 性温，味甘，归脾、胃经。
**养生功效** 滋阴壮阳，益精补血。
**适用人群** 一般人都可食用。

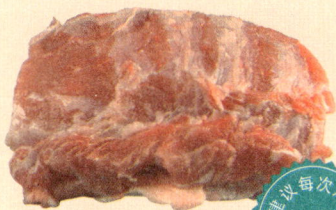

建议每次用量 **80～100**克

## 食材解读

冬季寒气逼人，对劳累一天的人来说，回到家里能喝上家人熬煮的一碗浓浓的排骨汤，既可驱寒又可增加营养，一天的疲劳感也会大大减轻。尤其适合营养不良者、体虚者、手脚发凉者、过于劳累者、脑力工作者、年老者、体虚乏力者、腰酸腿疼者。

# 海带排骨汤 喝

**材料** 猪排骨200克，白萝卜、莲藕、海带丝各100克，姜片、葱白段、葱花各少许。

**调料** 料酒1大匙，胡椒末、盐各1小匙，香油少许。

**做法**

1. 猪排骨切段，氽烫，捞出；莲藕切块；海带丝洗净；白萝卜切丝。

2. 锅内放少许油，加入姜片、猪排骨段煸炒至白色，烹入料酒，加清水用大火煮开，撇去浮沫，倒入高压锅内，放入葱白段、胡椒末，加盖压6分钟，关火放气。

3. 拣去姜片、葱段不用，放入白萝卜丝、藕块、海带丝，用中火炖至藕熟、猪排骨离骨，加入盐调味，撒葱花，滴香油即可。

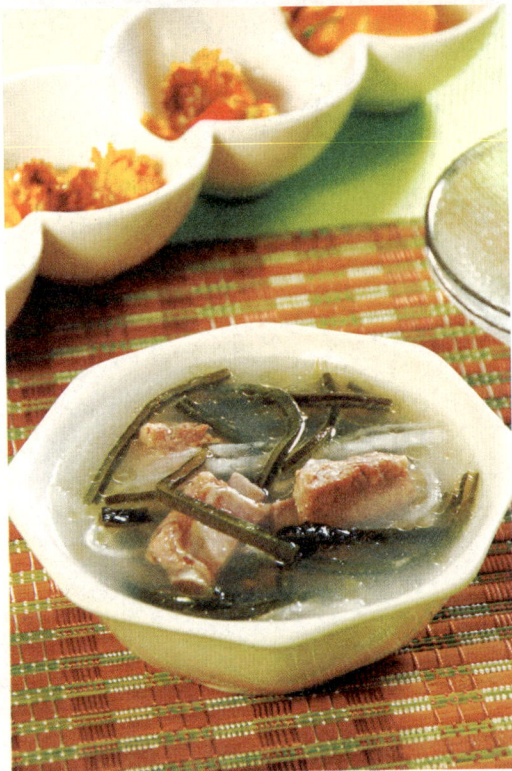

# 佛手排骨汤 喝

**材料** 猪排骨、佛手瓜各300克，杏仁20克，姜片、葱段各适量。

**调料** 料酒、盐各适量。

**做法**

1. 将猪排骨洗净剁成小块，放入沸水中氽烫，去血水；佛手瓜洗净切块；杏仁用温水泡软备用。

2. 锅中倒入适量清水，将处理好的猪排骨段、杏仁、姜片、葱段、料酒一同放入锅中，大火烧开后改用小火慢煲，1小时后放入佛手瓜块，半小时后用盐调味即可。

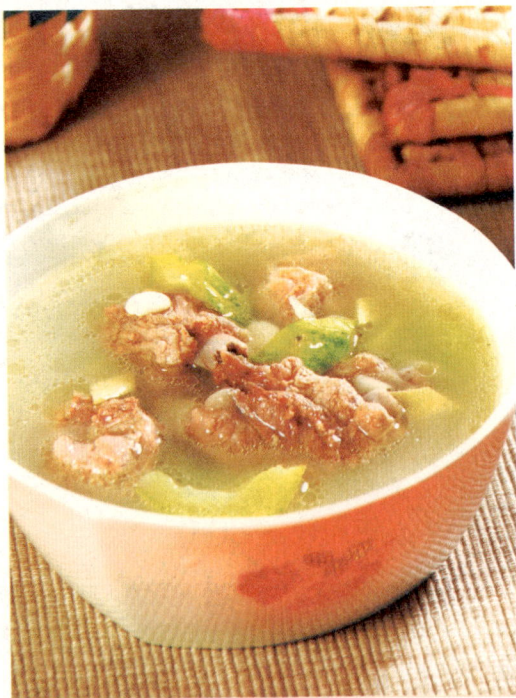

## 小至

——（唐）杜甫

天时人事日相催，冬至阳生春又来。

刺绣五纹添弱线，吹葭六管动浮灰。

岸容待腊将舒柳，山意冲寒欲放梅。

云物不殊乡国异，教儿且覆掌中杯。

每年公历12月22日前后是二十四节气中的"冬至"。

冬至三候："一候蚯蚓结；二候麋角解；三候水泉动。"传说蚯蚓是阴曲阳伸的生物，此时阳气虽已生长，但阴气仍然十分强盛，土中的蚯蚓仍然蜷缩着身体；麋与鹿同科，却阴阳不同，古人认为麋的角朝后生，所以为阴，而冬至一阳生，麋感阴气渐退而解角；由于阳气初生，所以此时山中的泉水可以流动并且温热。

### ❄ 节气特点

冬至这一天太阳直射南回归线，北半球白天最短，黑夜最长。在严寒、低气压、温差大的天气里，人体机能易受干扰而出现不适反应，如头昏、胸闷、恶心、全身关节疼痛等。民间常说"冬至是老人的一个关口"，的确有一定道理。另外，冬至之后，冬病也易发作或加重，还应注重冬病冬防。

### ❄ 节令饮食习俗

谚语有"冬至到，家家户户吃水饺"和"冬至不端饺子碗，冻掉耳朵没人管"。相传冬至吃饺子的习俗，是因纪念"医圣"张仲景冬至舍药留下的。过冬至并不是简单地吃顿饺子，更重要的是团圆欢聚，品味传统民俗文化。全家人其乐融融在一起吃饺子，其中蕴含着平安吉祥、幸福健康的期望和祝愿。饺子从制作到食用的整个过程都洋溢着和谐、亲情，都在生动地展现着一种传统文化。

冬至过节源于汉代，盛于唐、宋，相沿至今。唐、宋时期，冬至是祭天祭祖的日子，皇帝在这天要到郊外举行祭天大典，百姓在这一天要向父母尊长祭拜。然而全国各地的风俗也不尽相同：广东人有"冬大过年"的习俗，举家团聚、朝拜祖先之余大鱼大肉的吃一顿，以祈求来年能鸿运当头，万事如意；长沙人冬至做霉豆腐，俗称"猫乳"；泉州人称冬至为"冬节小年兜"，泉俗有"冬节不回家无祖"之说，故出门在外者，都会尽可能回家过节谒祖。

冬至

——护阳气，养精气

135

每年农历的立冬至立春，是"进补"的最佳时期。人们在此时应选用一些滋补、营养的物品来食用，使身体得到滋养、补益。但要注意进补并非只是吃大量的滋补品就可以了，而是要有的放矢，因人而异，辨证施食。而冬至到小寒、大寒，是一年中最冷的时期，同时也是心血管病的高发期，常会诱发心绞痛。所以这个节气要特别注重心脏方面的养护。

# 松子

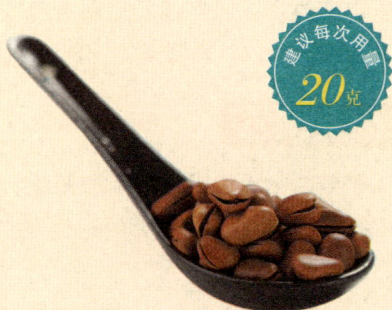

建议每次用量 20克

"主治骨节风，头眩、去死肌、变白、散水气、润五脏、逐风痹寒气，虚羸少气补不足，肥五脏，散诸风、温肠胃，久服身轻，延年不老。"

——《本草纲目》

## 食材档案

**别 名** 罗松子、海松子、红松果、松仁。
**性味归经** 性温，味甘，归肝、肺、大肠经。
**养生功效** 补肾益气，养血润肠，润肺止咳。
**适用人群** 一般人均可食用。

## 食材解读

唐代的《海药本草》中就有"海松子温肠胃，久服轻身，延年益寿"的记载。因此，在人们心目中，松子被视为"长寿果"。

## 功效细说

松子所含的脂肪大部分为油酸、亚麻油酸等不饱和脂肪酸，有软化血管及防治动脉粥样硬化的作用，因此，中老年人在冬季常食松子可起到防止胆固醇增高而引起心血管疾病的作用。另外，经常适量吃些松子，还可以增加营养、滋补强身、延年益寿。

# 糙米

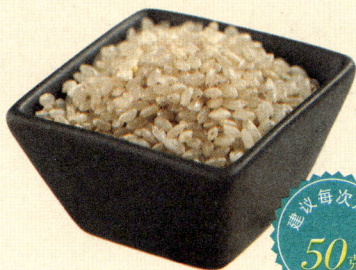

"消烦、活中、益精、健脾、止泻。"
——《本草纲目》

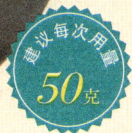

建议每次用量 **50**克

### 食材档案

**别名** 玄米。

**性味归经** 性平，味甘，归脾、胃经。

**养生功效** 健脾养胃，补中益气，调和五脏。

**适用人群** 一般人均可食用。

## 食材解读

糙米是相对精白米而言的，稻谷经碾去谷壳后仍保留着一些外层组织的米为糙米。近年来，亚洲一些以大米为主食的国家掀起了食用糙米食品的热潮。

## 功效细说

糙米具有益气和中、健脾的功效，有助于预防便秘、肠癌、心血管疾病、糖尿病和贫血，并有降血脂和减肥的功效，符合冬季的养生原则。

## 选购+储存

◎**选购**：糙米以外观完整、饱满，色泽显黄褐色或浅褐色且散发香味者为佳。

◎**保存**：糙米应该放置于阴凉、干燥、通风处加以保存。因为糙米胚芽中含有多种酶，容易引起糙米变质，故不宜存放太久。

## 食用宜忌

◎糙米和南瓜搭配食用能预防贫血，适合贫血者食用。

◎糙米和芝麻搭配做粥，不仅能够保护皮肤健康，还能预防动脉粥样硬化，非常适合动脉粥样硬化者食用。

### 二十四节气 养生谈

用糙米泡茶跟糙米煮粥饭一样，营养价值很高，而且有减肥与美容的功效。

在喝糙米茶时，最好是趁热喝，这样才能更好地品出糙米的香味，解渴功效也更佳。如果待糙米茶凉后，喝起来有点稠，还有点黏口，口感不佳。

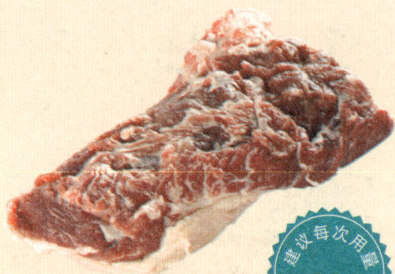

# 羊肉

"主缓中，字乳余疾，及头脑大风汗出，虚劳寒冷，补中益气，安止惊。"

——《名医别录》

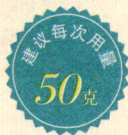

建议每次用量 50克

## 食材档案

**别名** 山羊肉、绵羊肉。
**性味归经** 性温，味甘，归脾、肾经。
**养生功效** 温中健脾，益气补虚。
**适用人群** 一般人均可食用。

## 食材解读

俗话讲"美食要配美器，药疗不如食疗"。羊肉性温，益气补虚、湿中健脾，是我国人们食用的主要肉类之一。它较猪肉和牛肉的肉质要细嫩，而脂肪、胆固醇的含量相对少。在冬季食用，可收到进补和防寒的双重功效。

## 功效细说

《本草拾遗》中将羊肉与人参相提并论，认为它是温补、强身、壮体的肉类上品，对冬季体寒、肾虚者尤为适宜。现代营养学也证实，羊肉胆固醇含量低，引起动脉硬化、心血管疾病及肥胖的概率也较低。

## 选购+储存

挑选羊肉时以肉色鲜红、带光泽的肉品为佳。新鲜的羊肉脂肪洁白或乳白；弹性好，指压后凹陷能立即恢复，不粘手；肉质纤维细软，少有脂肪夹杂，有羊肉的膻气。

## 食用宜忌

羊肉一般以现购现烹为宜，如暂时吃不了的，可放入冰箱冷冻，这样保存的时间会相对长些。

### 二十四节气 养生谈

羊肉500克，小麦仁50克和生姜一起熬粥，早、晚分食，连服1个月，有助于改善肺结核。

取羊肉200克，当归15克，生姜30克，葱白10克共煮，加盐等调料调味，吃肉喝汤，可有效缓解虚冷反胃、寒疝以及感冒等。

# 大蒜

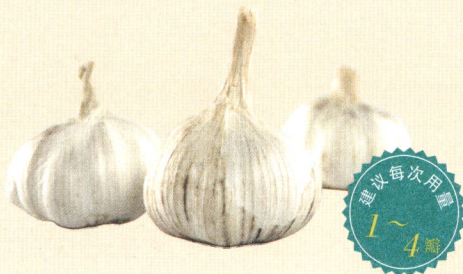

"大蒜捣汁饮，治吐血心痛。煮汁饮，治角弓反张。"

——《本草纲目》

建议每次用量 1～4瓣

## 食材档案

**别名** 蒜头、大蒜头、独蒜、胡蒜。
**性味归经** 性温，味辛，归脾、胃、肺经。
**养生功效** 解毒杀虫，消肿止痛，止泻止痢。
**适用人群** 一般人均可食用。

## 食材解读

大蒜味道辛辣，有强烈的刺激性气味，是烹饪中不可缺少的调味品，被人们称誉为"天然抗生素"。《本草纲目》说其具有"通五脏，达诸窍，祛寒湿，避邪恶，消肿痛，化瘕积肉食"的作用。

## 功效细说

大蒜味辛辣，性温，具有抗菌抗病毒、降血脂、防癌抗癌、预防感冒等作用。在冬至这样的寒冷时节，食用大蒜可以帮助增强机体的免疫能力，抵御寒冷和疾病。大蒜中的蒜臭素能够通过增强免疫能力和阻断脂质过氧化形成，起到保护身体健康的作用。

## 食用宜忌

◎大蒜有效成分多易挥发，长时间高温加热会有损失。因此，大蒜生用比熟用效果好。

◎大蒜对胃黏膜有刺激作用，不宜空腹吃。另外，吃完大蒜后不要喝茶，以免胃疼。

### 二十四节气 养生谈

大蒜能降低胆固醇，可以清除多余的黏附在血管壁上的脂肪，避免由于长时间脂肪堆积形成血栓而堵塞血管，影响血液的正常流动和运行。临床试验显示，让患有冠心病、糖尿病以及血脂异常的人，分别坚持服用大蒜油半年，结果显示胆固醇减低10%左右，同时血小板聚集度下降，可有效预防血栓的形成。

# 花生大蒜排骨汤 喝

**材料** 排骨200克，花生仁100克，大蒜50克，白萝卜1根，海带丝、姜丝适量。

**调料** 盐适量。

**做法**

1. 排骨洗净，切开，放入沸水中余烫，捞出沥干；花生仁、大蒜均去皮，洗净；海带丝洗净；白萝卜洗净后切丝。

2. 全部材料放入锅中，加适量水，大火煮开后，改用小火炖2小时，最后加盐调味即可。

**养生功效**

此汤具有健脾胃、益气血、祛湿利水的功效，对感冒有一定的预防作用。

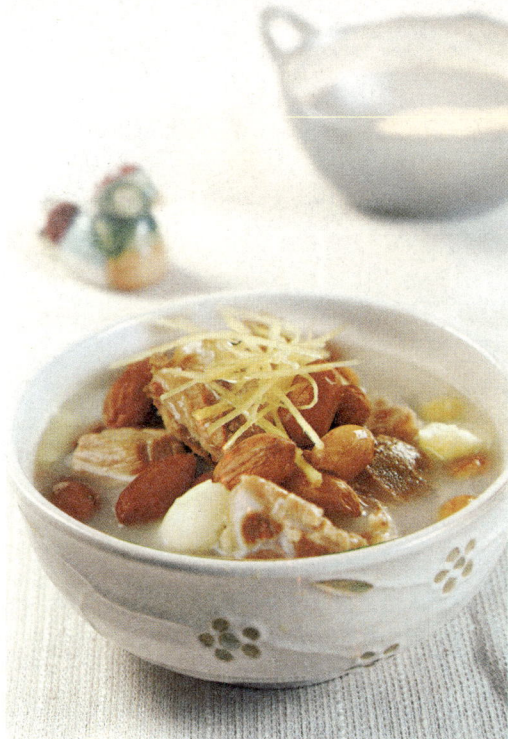

# 苁蓉山药羊肉羹 吃

**材料** 新鲜肉苁蓉150克，山药50克，羊肉100克。

**调料** 盐、鸡精、酒各适量。

**做法**

肉苁蓉用酒洗，与山药、羊肉加水适量同煮成羹，再加盐、鸡精调味即可。

**养生功效**

此羹具有补肾养肝的功效，适用于肾阳虚及精血少引起的腰痛、肢冷、阳痿等，符合冬季养生原则。

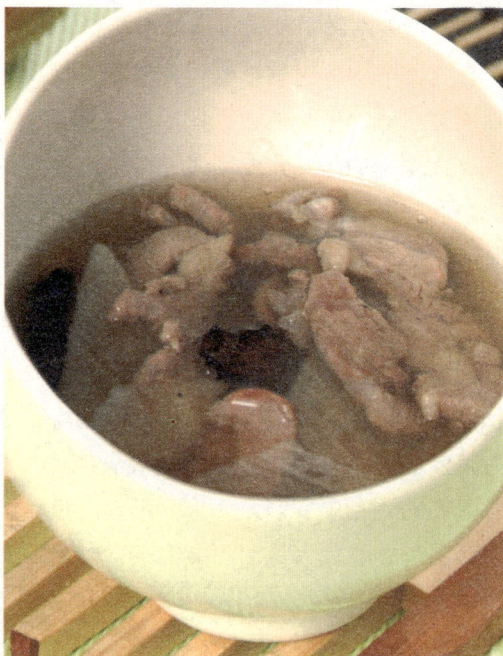

### 小寒食舟中作

#### ——（唐）杜甫

佳辰强饮食犹寒，隐几萧条带鹖冠。

春水船如天上坐，老年花似雾中看。

娟娟戏蝶过闲幔，片片轻鸥下急湍。

云白山青万余里，愁看直北是长安。

每年公历的1月5日或6日为小寒。小寒的意思是天气已经很冷，民间有句谚语："小寒大寒，冷成冰团。"我国大部分地区小寒和大寒期间一般都是最冷的时期。

小寒三候："一候雁北乡；二候鹊始巢；三候雉始雊。"古人认为候鸟中大雁是顺阴阳而迁移，此时阳气已动，所以大雁开始向北迁移；小寒时节北方到处可见喜鹊，它们因感觉到阳气的萌动而开始筑巢；第三候"雉雊"的"雊"为鸣叫的意思，雉在接近四九时会因阳气的生长而鸣叫。

#### ❄ 节气特点

小寒时天气已经很冷，我国大部分地区小寒和大寒期间都是最冷的时期，"小寒"一过，就进入"出门冰上走"的三九天了。小寒的特点是：天渐寒，尚未大冷。此节气时，我国大部分地区已进入严寒时期，土壤冻结，河流封冻，加之北方冷空气不断南下，天气寒冷，故小寒通常被人们叫作"数九寒天"。

#### ❄ 节令饮食习俗

"小寒"节气中有一重要的民俗就是吃"腊八粥"。粥有补中益气、补气养血、调脾胃、生津止渴、驱寒强身的功效。小寒时节天气寒冷，人体需要滋补，喝腊八粥既暖胃又营养，还是绝佳的天然养生补品。腊八粥一般是以糯米、红豆、桂圆、红枣、花生、杏仁、松子等煮成"甜稀饭"，在隆冬时节里吃上一碗，甜在口中暖在心头。

另外，小寒节气后年味渐浓，人们开始忙着扫屋子、写春联、剪窗花，赶集买年画、彩灯、鞭炮、香火、牛羊肉等，为春节做准备。老中医和中药房此时开始忙着熬制膏方，准备吃到春节前后。

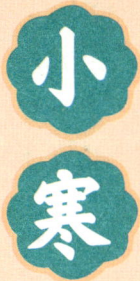

小寒

——御寒气，补肾气

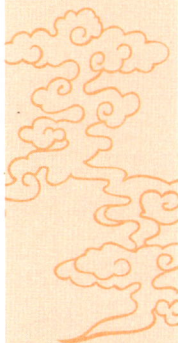

冬天是人体阳气潜藏的时候，机体会将一定的能量储存起来，为"春生夏长"做准备。因为冬季寒冷，人体需要更多的热量来维持生理活动，所以此时应增加热量及各种营养物质的摄取，以维持机体所需。小寒节气，天气已经十分寒冷，寒为阴邪，易伤人体阳气，寒主收引凝滞。所以寒邪侵犯人体会发生很多病变，常见的有女性痛经、胃痛等，宜服用温中散寒类中药。

# 辣椒

"消宿食，解结气，开胃口，辟邪恶，杀腥气诸毒。"

——《食物本草》

建议每次用量 10克

## 食材档案

**别名** 辣子、辣角、牛角椒、红海椒、海椒。
**性味归经** 性热，味辛，归心、脾经。
**养生功效** 温中健胃，散寒除湿，除风发汗。
**适用人群** 一般人都可以食用。

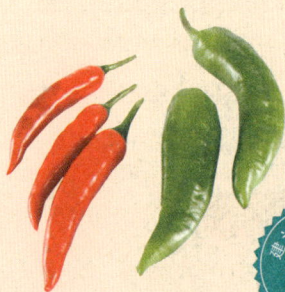

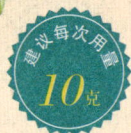

## 食材解读

辣椒是一种茄科辣椒属植物。果实通常呈圆锥形或长圆形，未成熟时呈绿色，成熟后变成鲜红色、黄色或紫色，以红色最为常见。辣椒的果实因果皮含有辣椒素而有辣味，能增进食欲。辣椒中维生素C的含量在蔬菜中居前列，是一种大众蔬菜和调料品。

## 功效细说

辣椒性热，能除风发汗、行痰、除湿、暖胃驱寒。简单地说，辣椒能刺激体内的热调节系统，加快新陈代谢，从而起到御寒防冻的作用，改善怕冷、冻伤、血管性头痛等症。

# 韭菜

"饮生汁，主上气喘息欲绝，解肉脯毒。"
——《本草纲目》

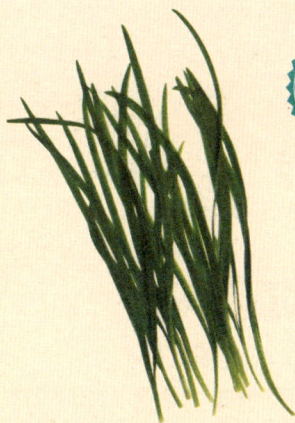

建议每次用量
**50**克

## 食材档案

**别名** 起阳草。
**性味归经** 性温，味辛，归肝、胃、肾经。
**养生功效** 补肾助阳，养肝开胃，散瘀血。
**适用人群** 一般人都可以食用。

## 食材解读

韭菜颜色碧绿、味道浓郁，无论用于制作荤菜还是素菜都十分提味，是人们包饺子做馅的主要菜品之一，深受人们的喜爱。

## 功效细说

韭菜性温，味辛，入肝、脾、肾、胃经。《本草纲目》中记载：韭菜有"补肝肾，暖腰膝，壮阳固精"的功效。所以韭菜在药典上有"起阳草"的名称，可用来改善肾阳不足的诸多症状，适宜用于冬季进补。

## 选购+储存

◎不管是韭菜、韭黄还是韭菜花，都要挑选鲜翠亮丽、无烂叶、无断枝、无软垂等状态的较好。

◎韭菜在室温下容易变黄、腐烂，所以应用纸巾包好放入塑料袋里，再置于冰箱低温保鲜。一般可保存3天左右。

## 食用宜忌

韭菜虽好，但也不是多多益善，一方面由于韭菜不易消化，另一方面韭菜吃多了易上火。

## 二十四节气 养生谈

将100克韭菜捣烂成糊状，放入盆中，加入半盆开水，盖严，等水稍凉后，趁热把脚放在水中浸泡30分钟左右，每天早、晚各1次，几天后便可以使脚气好转。此法对于改善脚癣也很有效。

韭菜或韭黄同蚬肉（猪肝或羊肝亦可），一起煮食喝汤，可以有效防治成人盗汗。

# 姜

"生用发散，熟用和中。解食毒，去冷气。益脾胃，散风寒。"

——《本草纲目》

建议每次用量 10克

### 食材档案

**别名** 生姜、鲜姜、均姜。
**性味归经** 性温，味辛，归肺、胃、脾经。
**养生功效** 发汗解表，温中止呕，温肺止咳。
**适用人群** 一般人都可以食用。

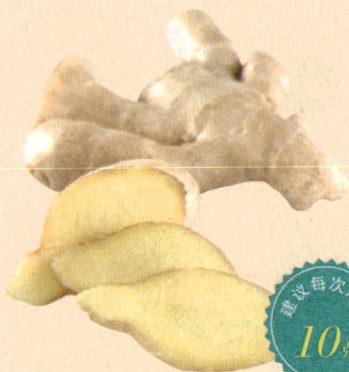

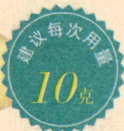

## 食材解读

俗话说："常吃生姜，不怕风霜。"生活中姜既是一种极为重要的调味品，也可作为蔬菜单独食用，而且还是一味重要的中药材。在美容、保健方面也显示出了它的魅力。

## 功效细说

姜含有挥发性姜油酮和姜油酚，具有活血、祛寒、除湿、发汗等功能。伤风感冒时，吃几片姜能促进血液循环，使全身发热出汗，从而减轻感冒症状。

在民间，很多人冬季通过喝姜汤来改善轻微的风寒感冒。体质偏寒、平时怕冷者还可以多吃些姜来预防冻疮。

## 选购+储存

◎嫩姜辣味小，老姜辣味大。
◎用作菜肴或腌渍则以嫩姜为宜；作调味或药用就要选择老姜。

## 食用宜忌

◎把姜加入菜肴中时，姜皮最好不要去掉，这样可以充分发挥姜的整体功效。
◎姜不宜一次吃得过多或长时间过量食用，否则可能会适得其反。

### 二十四节气 养生谈

科学研究发现，生姜能起到某些抗生素的作用，尤其是对预防沙门氏菌效果更好。

生姜具有温中散寒的作用，能缓解因脾胃虚寒引起的胃痛、恶心、呕吐等症状。另外，可用生姜水含漱治疗口臭和牙周炎。

# 虾

"作羹，治鳖瘕，托痘疮，下乳汁。法制
壮阳道，煮汁吐风痰，捣膏傅虫疽。"

——《本草纲目》

## 食材档案

**别名**  长须公、虎头公。
**性味归经**  性温，味甘，归肝、肾经。
**养生功效**  补肾壮阳，滋补益气。
**适用人群**  一般人都可以食用。

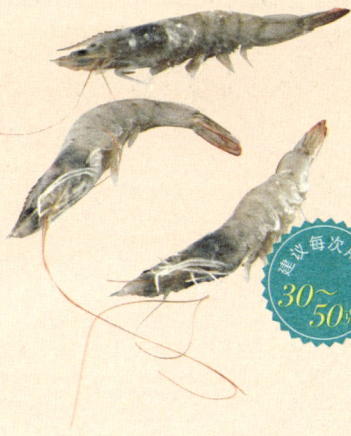

建议每次用量 30~50克

## 食材解读

虾主要分为淡水虾和海水虾。我们常见的青虾、河虾、草虾、小龙虾等都是淡水虾；对虾、明虾、基围虾、琵琶虾、龙虾等都是海水虾。虾类肉质肥嫩鲜美，老幼皆宜，其吃法多样，可制成多种美味佳肴。

## 功效细说

虾具有补肾壮阳、滋补益气的功效。现代营养学认为，虾富含蛋白质、脂肪，以及铜、锌、磷、钙、铁等矿物质和氨基酸等营养成分，还含有大量的雄激素，尤其适宜男性于严冬季节食用。

## 选购+储存

买虾的时候，要挑选虾体完整、甲壳密集、外壳清晰鲜明、肌肉紧实、身体有弹性，并且体表干燥洁净的。至于肉质疏松、颜色泛红、闻起来有腥臭味的，则是不够新鲜的虾，不宜食用。

## 食用宜忌

◎虾背上的虾线是虾未排泄完的废物，食用时应去掉。
◎虾性温，患有皮肤湿疹、癣症、皮炎、疮毒等皮肤瘙痒症者以及阴虚阳亢者不宜食用。
◎虾和果汁尽量不要一起食用，容易造成腹胀和腹痛。

### 二十四节气 养生谈

虾皮配紫菜煮汤，具有补碘、补钙的作用，适合有缺铁性贫血、骨质疏松症、动脉粥样硬化和高血压等症的人食用。此外，长期食用紫菜虾皮汤还可缓解女性更年期综合征症状。

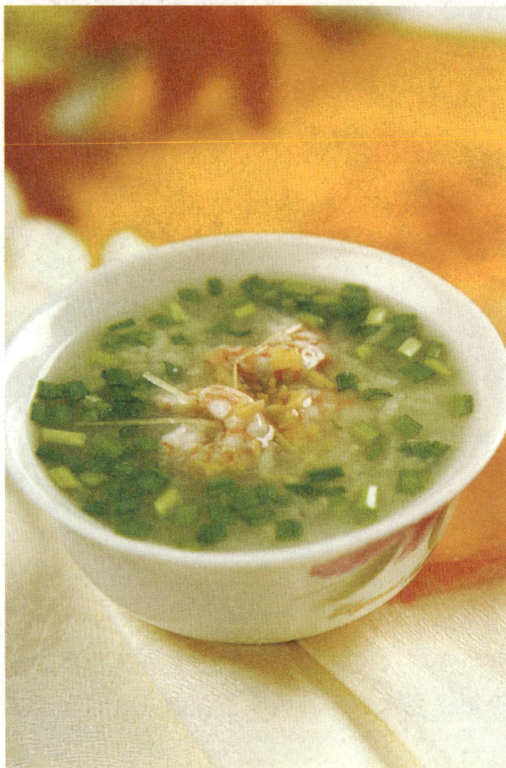

## 鲜虾韭菜粥 喝

**材料** 粳米、虾各 100 克，韭菜 59 克，姜末 1 大匙。

**调料** 盐半小匙。

**做法**

❶ 粳米淘洗干净，用水浸泡45分钟；虾洗净，去皮，挑去虾线；韭菜用水洗净，切细备用。

❷ 粳米入锅，加适量水煮粥，待粥将熟时，放入虾、韭菜、姜末及盐，煮至虾熟米烂即可。

**养生功效**

小寒时节食用这道粥可为人体提供均衡的营养，缓解疲劳。

## 生姜椒面粥 喝

**材料** 面粉半碗，姜 3 片。

**调料** 花椒 1 小匙。

**做法**

❶ 将花椒研为极细粉末。

❷ 每次取适量花椒末与面粉和匀，调入水中煮粥。

❸ 粥将成时，加入姜片稍煮即可。

**养生功效**

花椒、姜都属于温热性食物，二者制成的粥膳无疑是寒性体质者健脾胃、助消化的养生良品，可暖胃散寒、温中止痛。

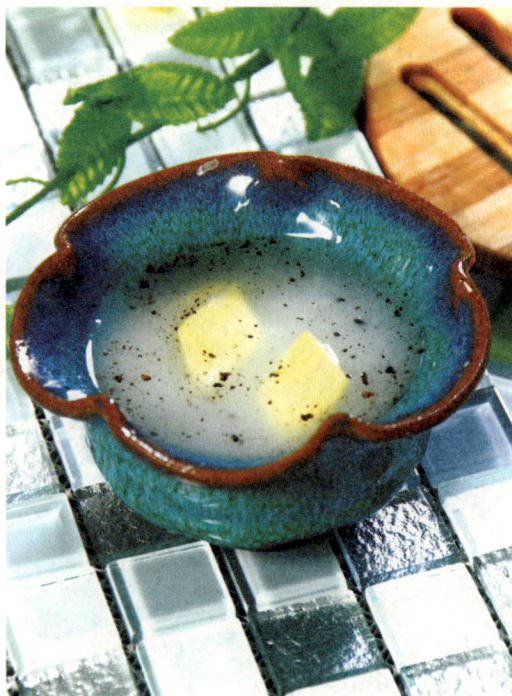

大寒吟

——（宋）邵雍

旧雪未及消，新雪又拥户。

阶前冻银床，檐头冰钟乳。

清日无光辉，烈风正号怒。

人口各有舌，言语不能吐。

每年公历的1月20日或21日为大寒。大寒时节天气仍然寒冷。按照我国的风俗，特别是在农村，每到大寒人们便开始忙着除旧布新，腌渍年肴，准备年货。清代《真州竹枝词引》记载："腌肉鸡鱼鸭，曰，年肴，煮以迎岁……"

大寒三候："一候鸡始乳；二候征鸟厉疾；三候水泽腹坚。"大寒节气食草的禽类只能躲在窝里孕育下一代；而鹰隼之类的食用鸟，却正忙于捕食；在一年的最后5天内，水域中的冰一直冻到水中央，且最结实、最厚。

### ❄ 节气特点

按我国的风俗，特别是在农村，每到大寒节，人们便开始忙着除旧布新，腌制年肴，准备年货。在大寒至立春这段时间，有很多重要的民俗和节庆，如尾牙祭、祭灶和除夕等，我国的春节也经常处于这一节气中。大寒节气中充满了喜悦与欢乐的气氛，是一个欢快、轻松的节气。大寒节气，大气环流比较稳定，环流调整周期为20天左右。此种环流调整时，常出现大范围雨雪天气和大风降温，我国受西北高压气流控制及冷空气影响便会出现持续低温。大寒节气是感冒等呼吸系统疾病的高发期。另外，呼吸系统疾病（慢性支气管炎、慢性阻塞性肺疾病、支气管哮喘等）、心脑血管疾病（高血压、脑卒中等）在大寒节气也容易复发。

### ❄ 节令饮食习俗

羊肉性甘温而不燥，温中暖下，补肺肾气，益气养血，适合冬令进补。在寒冷的大寒时节，室外冰天雪地，屋里全家人暖暖和和地围坐在一起吃羊肉火锅，成了冬季单调生活中的一件美事。滋补的羊肉，加上一涮即食的烹调方法，既简单又营养，再配以芝麻酱、酱豆腐、韭菜花、虾油、辣椒油、酱油、米醋调成的蘸料，让人百吃不厌。

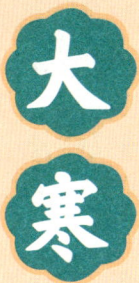

大寒

——御风寒，防燥邪

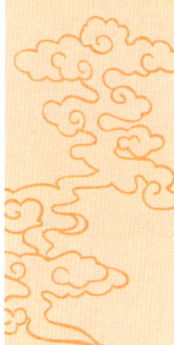

147

大寒时节天气寒冷，万物伏藏，人与天地相应，各种功能活动也处于低潮期，此时最易受寒邪侵袭。所以食补应该顺应自然，选择食物注意益气补阳及"血肉有情"之品，从而增强机体抗御风寒和外邪的能力。随着天气的逐渐变冷，人体的某些生理状态亦会发生一些变化，引发一些疾病，例如高血压、急性肾炎等，所以要注意预防。

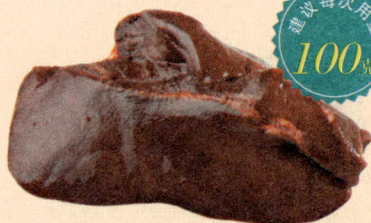

# 猪肝

"主明目。"

——《千金·食治》

建议每次用量 **100**克

## 食材档案

**别　名**　猪肝脏。

**性味归经**　性温，味甘、苦，归肝经。

**养生功效**　补肝明目，养血。

**适用人群**　一般人都可食用，胆固醇较高者勿食。

## 食材解读

肝脏是动物体内储存养料和解毒的重要器官，含有丰富的营养物质，具有营养保健功能，是最理想的补血佳品之一。猪肝富含维生素A和微量元素铁、锌、铜，而且鲜嫩可口，但猪肝是猪的排毒器官，所以食前要去毒，以免诱发疾病。

## 功效细说

研究表明，贫血的女性体温较正常女性低0.7℃，产热量少13%。当增加铁的摄入后，耐寒能力会明显增强。因此，怕冷的女性可增加对含铁量高的食物的摄入量，比如猪肝。

## 食用宜忌

不宜与鲫鱼同食。

# 小茴香

"活血通经，散瘀止痢。"

——《开宝本草》

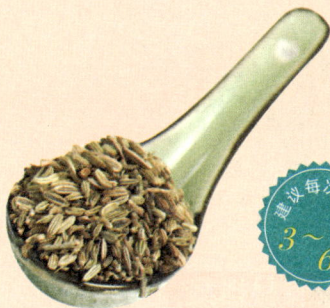

建议每次用量 3～6克

## 食材档案

**别名** 谷茴香、谷茴、土茴香、谷香、香子。

**性味归经** 性温，味辛、苦，归肝、肾、脾、胃经。

**养生功效** 散寒止痛，和胃理气。

**适用人群** 一般人都可食用。

## 食材解读

小茴香原产自欧洲地中海地区，在欧洲常用于烹调菜肴，是药食两用佳品。后来，小茴香传入中国，主要分布在我国北方地区，如内蒙古自治区、甘肃、辽宁等地。秋季果实初熟时采割植株，晒干，打下果实，除去杂质即可。以颗粒均匀、质地饱满、色泽黄绿、芳香浓郁、无柄梗者为佳品。

## 功效细说

小茴香性温，味辛，具有散寒止痛、和胃理气的功效。现代药理研究表明，小茴香还有抗溃疡、镇痛等作用，而且小茴香中所含的挥发油有一定的抗菌作用，冬季食用效果不错。

## 选购+储存

正品小茴香为双悬果，呈细椭圆形，有的稍弯曲，长4～8毫米，直径1.5～2.5毫米。表面呈黄绿色或淡黄色，两端略尖，顶端残留有黄棕色凸起的柱基，基部有时有细小的果梗。分果呈长椭圆形，背面有纵棱5条，接合面平坦而较宽，背面的四边等长，有特异香气。在选购时注意区分小茴香和孜然。

### 二十四节气 养生谈

小茴香能刺激胃肠神经血管，促进唾液和胃液分泌，促进肠蠕动，起到增进食欲的作用，还可促进胆汁分泌。

小茴香有促进肝组织再生、缓解气管平滑肌痉挛等作用。

# 花椒

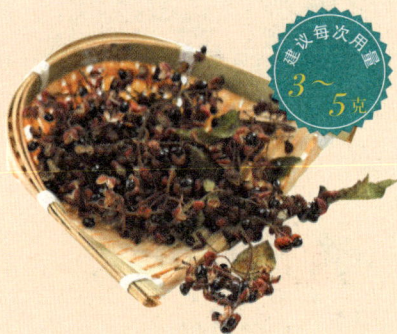

建议每次用量
3~5克

"花椒坚齿，乌发，明目，久服，好颜色，耐老，增年，健神。"
——《本草纲目》

## 食材档案

**别名** 香椒、大花椒、椒目。
**性味归经** 性温，味辛，归脾、胃、肾经。
**养生功效** 温中止痛，杀虫。
**适用人群** 一般人都可食用。

## 食材解读

花椒是中国特有的香料，既香醇又麻、辛、辣，尤以川菜中使用最为广泛。花椒树因为结实累累，花椒又香气浓郁，因此古时候就视其为多子多福的象征，并用它来祭祀祖先、迎神、驱疫、避邪。在烹煮菜肴中，无论红烧还是卤味，无论是做小菜、四川泡菜还是煮各种肉类，它都是不可或缺的角色。

## 功效细说

花椒除了有温中止痛、杀虫的作用外，还是制作菜肴的芳香佐料。冬天炒菜时多放上一把花椒，不仅能够温阳驱寒，还能杀菌防病、增强机体免疫力。

## 选购+储存

◎挑选花椒时，以颜色为棕褐或深红、干燥而富油润感者为佳。
◎花椒宜放在干燥密闭的容器中保存，通常情况下可保存3个月左右。

## 食用宜忌

◎做各种肉类、鱼类汤品时，可加入十几粒花椒，能有效消除肉类和鱼类的异味，如羊肉的膻味、鱼的腥味。
◎花椒性热，羊肉性温，二者搭配过量食用，易使人上火。
◎花椒性热，容易上火者应该少吃；孕妇多食会损伤胎气；哺乳期的女性更应少吃，因为花椒有回乳的作用，食用后容易导致断乳。
◎花椒和豆腐搭配食用，有健胃、补钙的功效，能促进生长发育。

# 红糖

*"和脾缓肝，补血，活血，通瘀以及排恶露。"*
——《中华本草》

## 食材档案

**别名** 赤砂糖、红糖粉、碗糖。

**性味归经** 性温，味甘，归肝、脾经。

**养生功效** 益气补血，健脾暖胃，缓急止痛，活血化瘀。

**适用人群** 一般人都可食用。

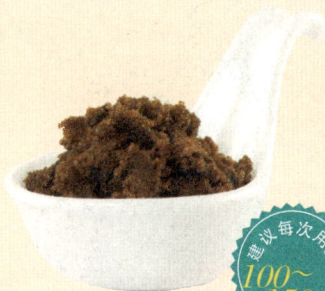

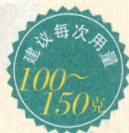

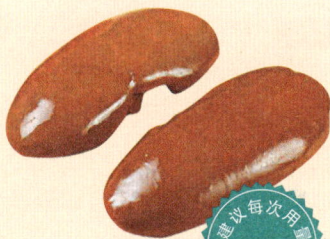

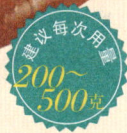

建议每次用量 100~150克

### 食材解读

红糖通常是指带蜜的甘蔗成品糖，一般是指甘蔗经榨汁，然后简易处理，经浓缩形成的带蜜糖。红糖具有独特的滋补保健功效，尤其是女人，更不可"百日无红糖"。中医认为，食用红糖好处在于"温而补之，温而通之，温而散之"，也就是我们俗称的"温补"。

# 猪腰

*"肾虚有热者宜食之。若肾气虚寒者，非所宜矣。"*
——《本草纲目》

## 食材档案

**别名** 猪肾。

**性味归经** 性平，味咸，归肾经。

**养生功效** 理肾气，通膀胱，止消渴。

**适用人群** 一般人都可食用。

建议每次用量 200~500克

### 食材解读

根据中医"以形补形，以脏补脏"的道理，人们普遍认为猪腰补肾。事实的确如此，猪腰有补肾、强腰、益气的作用，对理肾气、通膀胱具有很好的功效，适宜冬季进补食用。在中医学上，猪腰常被用来与杜仲配伍作为药膳，对肾虚造成的慢性腰腿痛疗效很好。

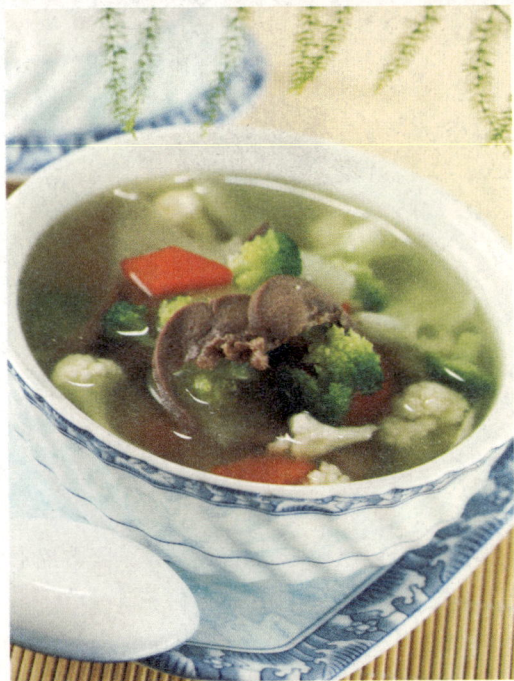

# 猪腰萝卜双花汤 喝

**材料** 猪腰2个，菜花200克，胡萝卜1根，西蓝花50克，洋葱半个。

**调料** 盐适量，酱油1大匙，味精半小匙，高汤6杯，葱油少许。

**做法**

① 将猪腰对半剖开，去净内部白色筋膜、腰臊，洗净后切成约3厘米长的片；菜花、西蓝花洗净后切小朵；胡萝卜、洋葱切块待用。

② 油锅烧热，下洋葱块炒软，依次下猪腰片、胡萝卜块、酱油拌炒，倒入高汤煮沸，下菜花、西蓝花、盐、味精煮至入味，淋葱油即可。

# 花椒粳米粥 喝

**材料** 粳米小半杯，葱末、姜末各适量。

**调料** 花椒粉1小匙，盐少许。

**做法**

① 将粳米淘洗干净，与适量清水一同放入锅中熬煮成粥。

② 将葱末、姜末、盐加入粥中，调匀后稍煮一会儿，趁热撒入花椒粉即可食用。

**养生功效**

这道花椒粳米粥具有温中散寒、除湿止痛及杀虫等功效，也可用于脘腹冷痛、呕吐、腹泻的辅助食疗。

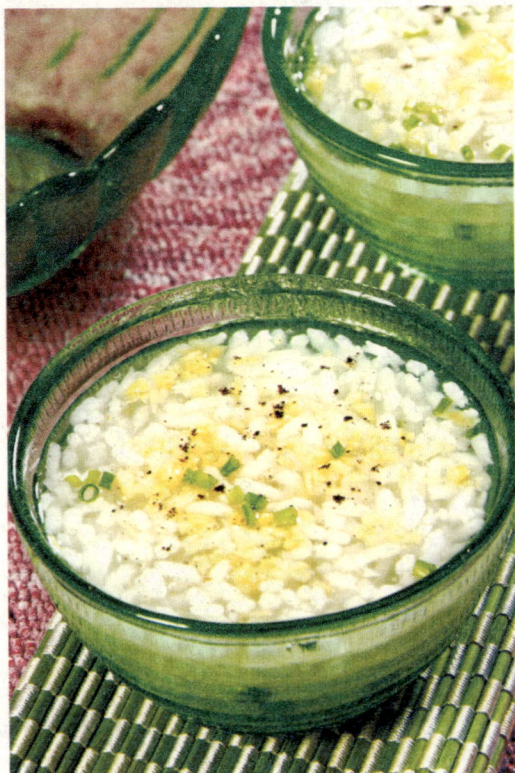